Le piège de l'égalité : comment les femmes peuvent reprendre le pouvoir dans les couples hétérosexuels

Emma Durand

À Vincent, celui qui m'a aimée avec tout le respect dû à une femme, sans jamais me traiter comme son égale en tant qu'homme, mais en reconnaissant et honorant ma féminité

Table des matières

Introduction : Le Pouvoir de Se Réapproprier Sa Valeur

Ce livre est une invitation à une profonde réflexion sur les relations, la dynamique de pouvoir, et l'amour de soi. Trop souvent, les femmes sont conditionnées à croire qu'elles doivent tout donner dans leurs relations, à sacrifier leurs besoins et leurs aspirations pour maintenir l'harmonie ou plaire à leurs partenaires. Elles acceptent parfois moins que ce qu'elles méritent, tolèrent des comportements qui ne les respectent pas, et minimisent leurs propres désirs par peur de paraître égoïstes ou trop exigeantes.

La société a créé des attentes injustes envers les femmes, les poussant à jouer un rôle de "super-femme" : capable de tout faire, à la fois au travail, à la maison, et dans la maternité. En même temps, elle leur demande de ne pas se montrer trop exigeantes, notamment lorsqu'il s'agit de finances ou d'attentes dans les relations amoureuses. Pendant ce temps, les hommes sont souvent excusés pour leurs comportements moins engagés, valorisés pour des préférences superficielles, et rarement tenus à des standards élevés dans les relations.

Il est temps pour les femmes de se réapproprier leur valeur et de comprendre qu'elles méritent d'être aimées, respectées, et bien traitées. Ce livre n'est pas simplement une critique de la dynamique relationnelle moderne, mais une véritable déclaration d'indépendance émotionnelle et d'affirmation de soi. Il s'agit de redonner aux femmes le pouvoir de fixer leurs propres standards, d'exiger ce qu'elles méritent, et de ne jamais accepter moins que cela.

Chaque chapitre explore les réalités auxquelles les femmes sont confrontées, qu'il s'agisse du tabou des finances, du double standard dans les relations, ou du piège de l'instinct maternel projeté sur les hommes. Mais il va plus loin en offrant des stratégies concrètes pour aider les femmes à reconnaître leur valeur, à fixer des limites claires, et à cesser de tolérer des comportements qui ne leur apportent ni épanouissement ni respect.

L'épanouissement personnel et la réussite dans les relations commencent par l'amour de soi. C'est en apprenant à se concentrer sur soi-même, à s'aimer plus, et à respecter ses propres besoins que les femmes peuvent construire des relations saines et équilibrées, où elles sont aimées et valorisées pour qui elles sont. Ce livre vous guide dans ce cheminement vers une vie plus épanouie, où vous ne vous contenterez jamais de moins que ce que vous méritez.

Bienvenue dans ce voyage vers l'amour de soi, la redécouverte de votre valeur, et la création d'une vie où vous êtes enfin au centre.

Chapitre 1 : Les Différences Biologiques et les Défis Relationnels : Pourquoi les Femmes et les Hommes du Même Âge Évoluent Différemment dans les Relations

Les relations hétérosexuelles chez les jeunes adultes sont souvent influencées par des différences biologiques et psychologiques entre les hommes et les femmes. Les études scientifiques montrent que le développement cérébral et la maturité émotionnelle diffèrent entre les sexes, ce qui peut entraîner des décalages importants dans les attentes et les comportements au sein d'un couple. Ce chapitre explore ces différences et met en garde les jeunes femmes sur les défis auxquels elles peuvent être confrontées lorsqu'elles s'engagent avec un partenaire du même âge.

1. Différences biologiques et développement cérébral

La recherche scientifique suggère que les femmes atteignent la maturité cérébrale plus tôt que les hommes. Une étude de l'Université de Newcastle, publiée dans la revue *Cerebral Cortex* en 2013, a montré que le cerveau des femmes se développe plus rapidement que celui des hommes, notamment en ce qui concerne les régions associées au contrôle des émotions, à la prise de décision et à la gestion du comportement social. Les chercheurs ont découvert que les femmes atteignent une maturité émotionnelle et cognitive plus tôt, généralement à la fin de l'adolescence, alors que le développement cérébral des hommes continue souvent jusqu'à l'âge de 25-30 ans.

Cette différence de maturité peut entraîner un décalage significatif dans les attentes des partenaires. Les femmes du même âge que les hommes sont souvent prêtes à s'engager dans une relation sérieuse, à penser à leur avenir et à construire une vie commune. En revanche, les hommes, dont le développement émotionnel et le sens des responsabilités peuvent être moins avancés à ce stade, peuvent être plus enclins à chercher des expériences de vie variées et à s'amuser, plutôt qu'à s'engager pleinement.

2. La quête de plaisir et le comportement d'exploration chez les jeunes hommes

Le comportement des hommes dans la vingtaine est souvent marqué par un désir d'explorer et de multiplier les expériences avant de s'engager dans une vie plus stable. Cette phase d'exploration, qui inclut la recherche d'excitation et la prise de risques, est biologiquement influencée par des niveaux plus élevés de testostérone, ce qui peut rendre les jeunes hommes plus enclins à privilégier le plaisir immédiat. Ils peuvent se montrer moins disposés à s'engager sérieusement dans une relation amoureuse stable et plus susceptibles d'adopter des comportements d'infidélité, simplement parce que leur cerveau n'est pas encore totalement conditionné pour se concentrer sur des objectifs à long terme.

3. Le décalage dans les attentes relationnelles

Ce décalage de maturité a des implications importantes pour les relations entre des partenaires du même âge. Les jeunes femmes peuvent se retrouver dans une situation où elles cherchent à construire une relation sérieuse et durable, alors que leurs partenaires masculins ne sont pas encore prêts à répondre à ces attentes. Les femmes peuvent vouloir avancer dans la relation, planifier l'avenir et renforcer l'engagement, tandis que les hommes peuvent préférer rester dans une dynamique plus ludique, sans se fixer de responsabilités.

Ce déséquilibre peut conduire à des frustrations et à des incompréhensions dans le couple. La femme peut ressentir que son partenaire n'investit pas suffisamment dans la relation, qu'il manque de sérieux ou qu'il privilégie ses propres plaisirs au détriment du développement d'une vie commune. Cela peut également favoriser un sentiment d'insécurité chez les jeunes femmes, notamment en ce qui concerne la fidélité et la stabilité de la relation.

4. Les risques pour les jeunes femmes avec des partenaires du même âge

Il est important que les jeunes femmes soient conscientes de ce décalage potentiel lorsqu'elles choisissent de s'engager avec un partenaire du même âge. La différence de maturité émotionnelle et d'objectifs de vie peut rendre les relations plus instables, surtout si le partenaire masculin montre des signes de manque d'engagement ou d'intérêt pour la construction d'un avenir commun. Les jeunes femmes doivent être attentives aux signaux d'immaturité, tels que le refus de prendre des décisions sérieuses, la tendance à prioriser les loisirs ou les sorties entre amis, et les comportements qui suggèrent une difficulté à s'engager dans une relation exclusive.

5. Comment naviguer ce décalage pour établir une relation équilibrée

Pour surmonter ce décalage, il est crucial d'établir une communication ouverte sur les attentes et les objectifs de la relation. Les jeunes femmes peuvent encourager leurs partenaires à s'impliquer plus activement dans la construction d'un projet de vie commun, tout en étant réalistes quant aux différences de maturité. Comprendre les étapes naturelles du développement émotionnel chez les hommes peut aider à ajuster les attentes et à éviter de forcer un engagement pour lequel l'autre n'est pas encore prêt.

Enfin, il est également essentiel pour les jeunes femmes de ne pas sacrifier leurs propres aspirations ou besoins pour s'adapter aux comportements de leurs partenaires. Si le décalage dans les attentes relationnelles est trop grand, il peut être préférable de chercher un partenaire plus mûr ou prêt à évoluer à un rythme similaire.

Chapitre 2 : L'Illusion de l'Égalité : Pourquoi Même les Femmes Sans Enfants et Financierement Indépendantes Subissent le Déséquilibre dans les Couples Hétérosexuels

Il est facile de croire qu'une femme sans enfants, gagnant autant que son partenaire masculin, échappe aux pièges traditionnels de l'inégalité dans les relations hétérosexuelles. Pourtant, même dans ce contexte apparemment égalitaire, des dynamiques de pouvoir cachées et des attentes culturelles continuent à jouer un rôle subtil mais puissant, conduisant à une répartition inégale des responsabilités et des efforts émotionnels. Ce chapitre explore comment et pourquoi, même pour les femmes sans charge familiale, la situation peut rester désavantageuse.

1. La charge mentale et l'organisation invisible

Dans de nombreux couples, la gestion du quotidien repose souvent de manière disproportionnée sur les épaules des femmes, même sans enfants à gérer. Il s'agit ici de la "charge mentale", c'est-à-dire le travail invisible nécessaire pour planifier, organiser et penser à tout ce qui doit être fait, du paiement des factures à l'organisation des activités sociales ou à l'entretien de la maison. Les femmes sont souvent perçues comme les "managers" du foyer, et ce rôle, bien qu'invisible, est épuisant. Leur partenaire masculin peut "aider" ou participer aux tâches, mais ce sont elles qui sont majoritairement responsables de planifier ces activités et de se souvenir de tout.

2. Les attentes culturelles sur l'entretien du foyer

Même lorsque les deux partenaires ont des carrières équivalentes, la société continue de nourrir l'idée que les femmes doivent veiller à la propreté et à l'organisation du foyer. Cette pression culturelle est profondément enracinée : il est plus souvent jugé "normal" qu'une femme s'occupe du ménage, de la cuisine ou de la décoration intérieure, même si elle a un emploi à temps plein. Ces attentes implicites mènent à une inégalité dans le temps consacré aux tâches domestiques, ce qui signifie que les femmes finissent par passer plus de temps à entretenir le foyer que les hommes, malgré un niveau de revenu similaire.

3. Le "travail émotionnel" et le soutien psychologique

Dans les couples, les femmes assument fréquemment le rôle de soutien émotionnel principal. Elles sont celles qui écoutent, réconfortent et gèrent les émotions, non seulement les leurs mais aussi celles de leur partenaire. Ce travail émotionnel, bien que rarement reconnu, est un aspect essentiel de l'équilibre relationnel, et les femmes y investissent souvent beaucoup plus d'efforts que les hommes. Elles peuvent ainsi devenir les "thérapeutes" de leurs partenaires, s'assurant de leur bien-être émotionnel tout en négligeant parfois leurs propres besoins.

4. La pression pour réussir sur tous les plans

Les femmes qui gagnent bien leur vie et n'ont pas d'enfants subissent souvent la pression de devoir prouver qu'elles peuvent exceller dans leur carrière tout en maintenant un foyer impeccable et une relation harmonieuse. La société valorise l'image de la femme accomplie sur tous les fronts, ce qui peut conduire à une surcharge de responsabilités. Les hommes, en revanche, ne subissent pas toujours le même type de pression et ne ressentent pas l'obligation de "tout faire" pour être considérés comme des partenaires de valeur.

5. Les dynamiques de pouvoir cachées dans les finances et les décisions

Même lorsque les revenus sont égaux, des dynamiques de pouvoir peuvent surgir dans la manière dont l'argent est géré. Par exemple, les hommes peuvent avoir tendance à prendre des décisions financières importantes ou à contrôler certains aspects du budget du couple, ce qui crée un déséquilibre décisionnel. De plus, les femmes qui dépensent leur argent pour le bien-être du foyer (achat de meubles, décoration, etc.) finissent souvent par assumer des dépenses qui profitent à toute la maison, tandis que les hommes peuvent être moins enclins à faire ces achats ou à les percevoir comme une priorité.

6. Solutions pour rétablir l'équilibre

Pour sortir de cette situation, il est essentiel de remettre en question les normes et de redéfinir les rôles au sein du couple. Cela passe par des discussions franches sur la répartition de la charge mentale, la reconnaissance du travail émotionnel, et l'établissement de règles claires pour le partage des tâches domestiques. Il est crucial de veiller à ce que les décisions financières soient réellement conjointes et que les attentes culturelles soient déconstruites pour libérer les femmes de la pression de devoir "tout gérer".

Chapitre 3 : Les Doubles Standards dans les Carrières : Comment les Inégalités Persistantes Freinent les Femmes

Dans le monde professionnel, les femmes continuent à faire face à des doubles standards qui limitent leurs opportunités et leurs avancées de carrière. Même lorsque les hommes et les femmes occupent des postes équivalents, les attentes et les perceptions de leurs compétences, comportements, et potentiel de leadership diffèrent considérablement. Ces doubles standards touchent divers aspects de la vie professionnelle, de la promotion au leadership en passant par la conciliation entre vie de famille et travail. Ce chapitre explore ces défis et leurs conséquences sur les carrières des femmes.

1. Le double standard de la compétence et de la performance

Les études montrent que les femmes doivent souvent prouver leurs compétences de manière plus rigoureuse que les hommes pour obtenir les mêmes reconnaissances professionnelles. Lorsque les femmes réussissent, leur succès est parfois attribué à des facteurs externes, comme la chance ou l'aide d'un mentor, tandis que le succès des hommes est plus fréquemment perçu comme le résultat de leur talent et de leur travail acharné. Inversement, en cas d'échec ou d'erreur, les femmes sont jugées plus sévèrement et leur performance est souvent remise en question, ce qui n'est pas toujours le cas pour les hommes.

Cette perception inégale de la compétence se traduit par des difficultés accrues pour les femmes à obtenir des promotions ou des augmentations de salaire, car elles doivent constamment surperformer pour être considérées au même niveau que leurs homologues masculins. Les femmes sont aussi souvent cantonnées à des rôles dits "de soutien", même lorsqu'elles démontrent les compétences nécessaires pour des fonctions de leadership.

2. Les attentes contradictoires sur le leadership

Les femmes dans des rôles de direction font face à des attentes contradictoires concernant leur style de leadership. Si elles adoptent un style de gestion assertif et orienté vers les résultats, elles risquent d'être perçues comme "agressives" ou "difficiles", des étiquettes rarement attribuées aux hommes pour le même comportement. À l'inverse, si elles adoptent un style plus empathique et collaboratif, elles peuvent être jugées comme "trop gentilles" ou "pas assez fortes" pour diriger efficacement.

Ces doubles standards créent un dilemme pour les femmes : adopter un comportement conforme aux attentes de leadership traditionnel et risquer d'être jugées négativement, ou choisir un style de leadership plus relationnel mais risquer de ne pas être prises au sérieux. Cette situation désavantage les femmes en termes d'avancement de carrière, car les critères de promotion sont souvent basés sur des qualités traditionnellement associées aux hommes.

3. Les préjugés liés à la maternité : le "motherhood penalty"

Un autre double standard significatif est lié aux attentes concernant la maternité et la vie familiale. Les femmes qui deviennent mères subissent souvent un "motherhood penalty" (pénalité de la maternité), où elles sont perçues comme moins engagées dans leur travail et moins disponibles pour assumer des responsabilités importantes. Les employeurs peuvent hésiter à leur offrir des promotions ou des projets exigeants, par crainte qu'elles ne puissent pas concilier ces engagements avec leurs responsabilités familiales.

En revanche, les hommes qui deviennent pères ne subissent pas les mêmes préjugés. Au contraire, la paternité est souvent valorisée dans le monde du travail : les hommes sont vus comme plus "matures" ou "stables" après être devenus pères, ce qui peut même favoriser leur avancement professionnel. Cette double norme fait peser une charge supplémentaire sur les femmes, qui doivent prouver à la fois leur engagement au travail et leur capacité à s'occuper de leur famille.

4. Les différences dans la reconnaissance du travail : visibilité et crédit

Les femmes sont souvent moins visibles que les hommes dans les milieux professionnels, même lorsqu'elles produisent un travail de qualité égale ou supérieure. Les contributions des femmes peuvent être minimisées ou attribuées à d'autres, souvent des collègues masculins, un phénomène connu sous le nom de "bropropriating" (lorsqu'un homme s'approprie l'idée d'une femme). De plus, les femmes reçoivent moins fréquemment des opportunités de visibilité telles que des présentations importantes, des missions à fort enjeu ou des projets de grande envergure.

Cette différence de traitement dans la reconnaissance du travail contribue à renforcer les inégalités dans les carrières. Le manque de visibilité et de crédit limite l'accès des femmes aux réseaux professionnels influents, aux mentors, et aux opportunités de développement, ce qui complique davantage leur ascension vers les postes de direction.

5. Les stratégies pour surmonter les doubles standards

Pour naviguer ces doubles standards, les femmes peuvent adopter diverses stratégies pour renforcer leur présence et leur influence au travail. Elles peuvent chercher des mentors ou des sponsors qui les soutiennent activement, les aident à promouvoir leurs réussites, et les encouragent à prendre des rôles de plus grande responsabilité. Il est aussi important de développer une communication assertive et de ne pas hésiter à revendiquer le mérite de son travail.

Les entreprises ont également un rôle clé à jouer dans l'élimination des doubles standards. La mise en œuvre de politiques de promotion et d'évaluation transparentes, la sensibilisation aux biais inconscients, et le soutien à la conciliation vie professionnelle-vie personnelle, en particulier pour les parents, sont des mesures essentielles pour favoriser l'égalité des sexes dans les carrières.

En conclusion, les doubles standards dans les carrières sont une réalité persistante qui désavantage les femmes à tous les niveaux, de l'évaluation de la performance à la prise de décision en matière de leadership. Reconnaître et combattre ces normes inéquitables est un pas essentiel vers un environnement de travail plus juste, où les compétences et les contributions de chaque individu sont valorisées à leur juste mesure, indépendamment du genre.

Chapitre 4 : Connaître sa Valeur : Les Femmes Ont Plus à Offrir qu'elles ne le Pensent

Dans les relations, les femmes ont souvent tendance à se sous-estimer et à ne pas reconnaître pleinement leur valeur. Pourtant, les recherches montrent qu'elles apportent des qualités uniques, notamment une intelligence émotionnelle développée et une capacité à enrichir significativement la vie de leur partenaire. En même temps, les hommes trouvent souvent plus difficile de trouver une partenaire attirante et compatible, ce qui donne aux femmes une position de force qu'elles ne réalisent pas toujours. Ce chapitre explore ces dynamiques et propose des stratégies pour que les femmes tirent parti de leur véritable valeur dans leurs relations.

1. La puissance de l'intelligence émotionnelle chez les femmes

L'intelligence émotionnelle, qui comprend la capacité à reconnaître, comprendre et gérer ses propres émotions ainsi que celles des autres, est souvent plus développée chez les femmes. Des études montrent que les femmes, en moyenne, obtiennent de meilleurs scores en intelligence émotionnelle que les hommes, ce qui les rend plus aptes à comprendre les besoins émotionnels et à construire des relations solides. Une recherche menée par l'Université de Cambridge a révélé que les femmes sont plus douées pour reconnaître les émotions dans les expressions faciales et les tonalités de voix, ce qui leur permet de mieux naviguer dans les interactions sociales et relationnelles.

Cette intelligence émotionnelle donne aux femmes un avantage unique dans les relations, leur permettant de créer un climat de soutien et de compréhension mutuelle. Pourtant, beaucoup de femmes ne reconnaissent pas à quel point cette compétence est précieuse et peuvent se retrouver dans des relations déséquilibrées où elles investissent beaucoup plus émotionnellement que leur partenaire masculin.

2. Les défis des hommes à trouver une partenaire attirante et compatible

Pour les hommes, trouver une partenaire avec qui ils ressentent une forte connexion et qui est également attirante peut être un défi. Une étude publiée dans la revue *Personality and Social Psychology Bulletin* a montré que les hommes sont plus susceptibles de valoriser l'apparence physique chez leur partenaire, mais trouvent difficile de rencontrer des femmes qui répondent à ces critères tout en offrant une compatibilité émotionnelle et intellectuelle. Cette réalité place les femmes dans une position avantageuse, car elles sont recherchées non seulement pour leur beauté mais aussi pour leur capacité à enrichir émotionnellement la vie de leurs partenaires.

Cependant, cette position de force n'est souvent pas utilisée par les femmes à leur avantage. Beaucoup restent dans des relations où elles ne sont pas pleinement valorisées parce qu'elles croient que l'amour suffit pour construire un couple heureux. En réalité, l'amour, bien qu'important, n'est pas toujours suffisant pour garantir une relation saine et équilibrée.

3. L'importance de chercher un véritable échange dans la relation

Il est courant de penser que les points communs sont la clé d'une relation solide, mais ce n'est pas toujours le cas. Ce qui renforce réellement les relations, c'est l'existence d'un véritable échange où les deux partenaires apportent des choses différentes et complémentaires à la table. Pour les femmes, il est crucial de s'assurer que la relation leur apporte autant, sinon plus, qu'elles n'y investissent.

Souvent, les femmes se laissent emporter par leurs sentiments amoureux et s'accrochent à la relation parce qu'elles sont amoureuses, tandis que les hommes peuvent avoir une approche différente. Les recherches montrent que les hommes restent dans les relations non seulement par amour, mais aussi en raison des avantages concrets qu'ils y trouvent. Ces avantages incluent le prestige social d'être avec une partenaire attirante, le confort de recevoir du soutien émotionnel (souvent en jouant le rôle de "thérapeute" ou de "maman"), ou encore la facilité de la vie domestique (ménage, cuisine).

4. Les risques de se sous-estimer et d'accepter des relations déséquilibrées

Lorsque les femmes ne reconnaissent pas leur valeur, elles sont plus susceptibles de tolérer des relations qui ne les servent pas. Elles peuvent accepter de faire des compromis excessifs ou de supporter un manque d'engagement de la part de leur partenaire masculin. Parfois, elles adoptent inconsciemment le rôle de "femme soignante", en prenant en charge les besoins émotionnels et pratiques de leur partenaire sans recevoir la même attention en retour.

Les femmes doivent donc apprendre à évaluer objectivement ce qu'elles apportent à une relation et s'assurer qu'elles obtiennent quelque chose en retour. Il s'agit de trouver un équilibre où l'échange est réciproque et où les efforts des deux parties sont valorisés de manière équitable. En reconnaissant leur valeur et en adoptant une approche plus stratégique, les femmes peuvent éviter de tomber dans le piège de relations où elles donnent beaucoup sans recevoir suffisamment en retour.

5. Stratégies pour connaître et revendiquer sa valeur

Pour tirer parti de leur véritable valeur, les femmes peuvent suivre plusieurs stratégies :

- **Évaluer l'apport de la relation** : Analyser régulièrement ce que la relation apporte, et pas seulement sur le plan émotionnel. Est-ce que la relation améliore la vie de l'un et de l'autre, ou profite-t-elle surtout à l'une des deux parties ?
- **Mettre des limites claires** : Ne pas hésiter à fixer des limites pour s'assurer que le partenaire contribue également à la relation. Par exemple, partager les responsabilités domestiques et émotionnelles de façon équitable.
- **Chercher un partenaire avec un échange réciproque** : Plutôt que de se concentrer uniquement sur l'attraction ou les points communs, chercher un partenaire qui enrichit activement la relation et la vie quotidienne.
- **Développer une estime de soi saine** : Travailler sur l'estime de soi et se rappeler régulièrement des compétences uniques, comme l'intelligence émotionnelle, qui apportent une valeur inestimable à toute relation.

En connaissant et en revendiquant leur valeur, les femmes peuvent mieux naviguer dans leurs relations et s'assurer qu'elles s'investissent dans des partenariats équilibrés et enrichissants. Au lieu de se contenter de "tomber amoureuses" et de rester par habitude, elles peuvent choisir des relations qui leur apportent du soutien, de la croissance personnelle, et un véritable échange.

Chapitre 5 : Le Piège de la Hookup Culture : Les Risques Pour les Femmes dans un Jeu Où les Hommes Sortent Gagnants

La "hookup culture", qui valorise les rencontres sexuelles sans engagement, est souvent présentée comme un signe de libération sexuelle et d'émancipation pour les femmes. Cependant, derrière cette apparence de liberté se cache une réalité où les femmes prennent des risques bien plus élevés que les hommes. En effet, les femmes s'exposent à des conséquences physiques, émotionnelles, et sociales qui peuvent être lourdes de conséquences, tandis que les hommes en retirent souvent un plaisir personnel sans les mêmes responsabilités. Ce chapitre examine les dangers de la hookup culture pour les femmes et les déséquilibres inhérents à cette pratique.

1. Les risques accrus pour la santé des femmes

Les femmes qui participent à la hookup culture sont exposées à des risques de santé qui sont généralement plus importants que ceux des hommes. Les infections sexuellement transmissibles (IST) sont un problème majeur, car les femmes ont un risque plus élevé de contracter certaines IST en raison de leur anatomie. Les conséquences de ces infections peuvent être graves, y compris des complications telles que l'infertilité et des maladies chroniques. De plus, les femmes sont confrontées à la possibilité de grossesses non planifiées, même avec l'utilisation de contraceptifs, car aucune méthode n'est efficace à 100 %.

Contrairement aux hommes, les femmes portent la charge principale de la gestion des grossesses imprévues. Cela inclut non seulement les considérations liées à l'avortement ou à la grossesse, mais également le risque de devoir élever un enfant seul, souvent avec des conséquences économiques et sociales importantes. La réalité est que les hommes peuvent plus facilement se dérober à la responsabilité de la parentalité, tandis que les femmes doivent assumer les impacts physiques et financiers d'une grossesse.

2. Le risque de la monoparentalité et de la pauvreté

Les grossesses non planifiées peuvent conduire à la monoparentalité, un phénomène qui touche de manière disproportionnée les femmes. Élever un enfant en tant que mère célibataire est une situation associée à un risque accru de pauvreté et de précarité. Selon des études, les familles monoparentales dirigées par des femmes sont plus susceptibles de vivre sous le seuil de pauvreté, car les femmes doivent jongler avec les responsabilités professionnelles et parentales sans le soutien d'un partenaire.

Ce risque de pauvreté souligne les conséquences économiques potentiellement dévastatrices de la hookup culture pour les femmes, contrairement aux hommes qui, dans de nombreux cas, peuvent continuer à mener leur vie sans subir les mêmes répercussions. Les attentes sociales et légales placent la responsabilité de l'éducation des enfants principalement sur les mères, même lorsque les grossesses résultent de relations passagères.

3. La pression sociale et l'influence de la normalisation de la hookup culture

La société moderne a progressivement normalisé l'idée que les jeunes femmes, dès l'âge de 16 ans, peuvent et devraient être sexuellement actives, au nom de la libération sexuelle et de l'égalité des genres. Cette normalisation a conduit à une pression implicite pour les femmes à participer à des relations sans engagement pour se conformer à cette "nouvelle norme". Pourtant, cette pression ne tient pas compte des différences fondamentales dans les conséquences que les hommes et les femmes doivent affronter.

Alors que la hookup culture est souvent promue comme un moyen pour les femmes de revendiquer leur sexualité, elle profite de manière disproportionnée aux hommes. Ces derniers bénéficient du plaisir personnel sans devoir affronter les risques d'une grossesse ou les stigmates associés à la promiscuité. En revanche, les femmes peuvent être jugées plus durement pour les mêmes comportements et subir des conséquences émotionnelles plus intenses.

4. Les pièges émotionnels de la hookup culture pour les femmes

En plus des risques physiques et économiques, les femmes peuvent souffrir de conséquences émotionnelles plus sévères dans la hookup culture. Les études montrent que les femmes sont plus susceptibles de développer des attachements émotionnels après des rapports sexuels en raison des hormones libérées pendant l'intimité, comme l'ocytocine, qui favorisent le lien affectif. Cela peut conduire à des sentiments de tristesse, de rejet, ou de perte si la rencontre ne se transforme pas en une relation plus significative.

Les hommes, en revanche, sont généralement moins enclins à développer des attachements émotionnels après des rencontres occasionnelles, ce qui les place dans une position où ils peuvent se retirer de la situation sans ressentir les mêmes répercussions émotionnelles. Cette asymétrie rend la hookup culture plus risquée pour les femmes sur le plan psychologique, car elles sont souvent laissées à gérer seules les conséquences émotionnelles.

5. Repenser la véritable libération sexuelle pour les femmes

La hookup culture a souvent été confondue avec la libération sexuelle, mais il est important de distinguer les deux concepts. La véritable libération sexuelle devrait permettre aux femmes de faire des choix en toute conscience, de manière autonome, et sans pression sociale, tout en tenant compte de leurs propres désirs, besoins, et intérêts. Il ne s'agit pas d'adopter un comportement simplement parce qu'il est perçu comme "libérateur" selon les normes modernes, mais de comprendre les risques associés et de faire des choix éclairés.

Pour sortir du piège de la hookup culture, il est crucial que les femmes reconnaissent leur valeur intrinsèque et comprennent qu'elles n'ont pas à se conformer à des attentes sociales qui les désavantagent. Il s'agit de repenser les choix en termes de bénéfices réels pour soi-même, et non de se conformer à une norme qui, en fin de compte, sert principalement les intérêts des hommes.

6. Stratégies pour naviguer dans la hookup culture de manière plus équilibrée

- **Prendre des décisions en connaissance de cause** : Avant de s'engager dans des relations sans engagement, il est important de comprendre les risques, y compris les conséquences physiques, émotionnelles et sociales.
- **Valoriser ses propres désirs et besoins** : Ne pas se laisser influencer par la pression sociale ou les attentes de ses partenaires masculins. Les choix doivent être faits en fonction de ce qui est réellement satisfaisant et bénéfique pour soi.
- **Être consciente des conséquences potentielles** : Il est crucial de comprendre que les risques sont différents pour les femmes et de se protéger activement contre les grossesses non planifiées et les IST.
- **Rejeter la normalisation de la hookup culture comme standard universel de libération sexuelle** : La liberté sexuelle signifie avoir le choix de s'engager ou non dans des relations occasionnelles, et cela inclut le droit de refuser cette pratique si elle ne correspond pas à ses propres valeurs ou désirs.

En résumé, la hookup culture présente des risques significativement plus élevés pour les femmes, qui doivent supporter la majorité des conséquences potentielles. La société a souvent fait croire aux femmes que leur émancipation passe par l'adoption de comportements qui les exposent davantage que les hommes, créant ainsi un double standard. Il est crucial que les femmes soient conscientes de ces pièges et prennent des décisions qui protègent leur bien-être physique, émotionnel et économique.

Chapitre 6 : L'Illusion du 50/50 : Pourquoi les Femmes Devraient Rehausser Leurs Attentes et Ne Pas Se Contenter de Moins

Dans les relations modernes, les normes de rencontre et de séduction ont considérablement changé. Les hommes peuvent désormais séduire les femmes avec un minimum d'efforts, grâce à des interactions rapides et impersonnelles facilitées par les applications de rencontre ou les réseaux sociaux. Ce phénomène touche particulièrement les jeunes femmes, qui acceptent souvent des invitations à sortir sans exiger de véritables efforts de la part de leurs partenaires potentiels. Ce chapitre met en lumière pourquoi il est essentiel que les femmes, en particulier les jeunes, rehaussent leurs attentes et ne se contentent pas de la facilité, car cela peut compromettre leur sécurité et créer des déséquilibres dans la relation.

1. La banalisation de la séduction sans effort

Aujourd'hui, il est courant pour les hommes de séduire par le biais de messages rapides, de simples "likes" ou de conversations légères en ligne. Beaucoup d'hommes invitent les femmes à des rencontres informelles, souvent chez eux ou pour des activités à faible coût et peu engageantes, comme "se retrouver pour boire un verre" ou "chiller chez soi". Ces interactions demandent un minimum d'investissement de la part des hommes et se basent sur l'idée que les femmes devraient accepter ce type de proposition comme norme.

Cette manière de séduire présente un double problème : elle dévalue l'effort et le respect que les hommes devraient montrer dans le cadre de la séduction, et elle expose les femmes à des situations potentiellement dangereuses. Les jeunes femmes, en particulier, peuvent être tentées d'accepter ces invitations sans réfléchir aux implications sur leur sécurité personnelle, surtout lorsqu'elles rencontrent un inconnu pour la première fois dans un cadre privé ou peu fréquenté.

2. Les dangers liés aux rencontres avec des inconnus dans des contextes peu sûrs

Accepter de rencontrer un homme pour une première fois dans un endroit isolé ou privé, sans réel engagement de sa part, expose les femmes à des risques de sécurité. Lorsqu'un homme propose de "chiller chez lui" plutôt que d'organiser un rendez-vous dans un lieu public, cela peut être un signe qu'il cherche à minimiser ses efforts tout en maximisant ses chances d'obtenir ce qu'il veut rapidement. Malheureusement, cela augmente le potentiel de comportements inappropriés, voire dangereux, chez certains hommes mal intentionnés.

Pour se protéger, les femmes devraient exiger des interactions plus engageantes et structurées. Par exemple, si un homme propose un rendez-vous dans un restaurant, cela montre qu'il est prêt à faire un effort, à investir du temps et à s'engager davantage. Un rendez-vous dans un lieu public permet aussi de minimiser les risques de sécurité, car la présence d'autres personnes crée un environnement plus sûr.

3. Le mythe du 50/50 et pourquoi il profite principalement aux hommes

Le concept du "50/50" dans les relations est souvent présenté comme une forme d'égalité moderne. Cependant, en pratique, il tend à avantager les hommes plus qu'il ne profite aux femmes. Lorsque les hommes et les femmes partagent systématiquement les frais ou adoptent une approche de la séduction sans effort, les femmes se retrouvent souvent à accepter moins que ce qu'elles méritent. Cela conduit à une dynamique où les hommes bénéficient d'un investissement minimal tout en obtenant ce qu'ils souhaitent, que ce soit de la compagnie, de l'affection, ou des relations intimes.

Les femmes, en acceptant cette approche, peuvent se retrouver à fournir un effort émotionnel ou physique plus important que leur partenaire masculin. Elles assument souvent plus de risques et de responsabilités dans la relation, tandis que les hommes profitent d'une situation où l'équilibre réel des efforts et des apports n'est pas respecté.

4. Pourquoi les femmes devraient rehausser leurs attentes et demander plus

Il est crucial que les femmes comprennent qu'elles méritent des partenaires qui sont prêts à investir du temps, de l'effort et des ressources pour les séduire. Exiger un certain niveau d'engagement, comme un rendez-vous galant ou une attention particulière, n'est pas un signe d'intérêt matériel ou de superficialité, mais plutôt une façon de s'assurer que l'homme est vraiment intéressé par leur personne et prêt à s'impliquer sérieusement.

Rehausser les attentes permet également de filtrer les hommes qui ne cherchent que des relations superficielles ou qui ne sont pas disposés à faire un effort. Un homme qui est sincèrement intéressé par une femme sera prêt à la rencontrer dans un cadre respectueux, à montrer sa galanterie, et à lui offrir une véritable expérience de rencontre. Cela contribue à créer une dynamique plus équilibrée et à poser les bases d'une relation où les deux parties s'investissent de manière équitable.

5. Les risques de se contenter de peu : comment cela affecte la perception de soi et la dynamique relationnelle

Lorsque les femmes acceptent des propositions sans effort ou se contentent de "rencontres à bas coût", cela peut nuire à leur estime de soi. Accepter le minimum envoie un message, non seulement à l'homme, mais aussi à elles-mêmes, qu'elles ne méritent pas plus que ce qui leur est offert. Cela peut les conduire à intérioriser l'idée qu'elles doivent se contenter de peu pour obtenir l'affection d'un partenaire.

De plus, cette attitude crée une dynamique où l'homme n'a pas besoin de se surpasser ou de faire preuve de respect et d'engagement pour maintenir l'intérêt de sa partenaire. En exigeant plus, les femmes peuvent fixer des standards clairs et inciter les hommes à faire preuve de galanterie, d'effort, et d'engagement réel. Cela aide à créer des relations plus solides, basées sur un véritable échange, plutôt que sur une dynamique déséquilibrée où une personne investit plus que l'autre.

6. Stratégies pour rehausser ses attentes et améliorer sa sécurité

- **Privilégier les lieux publics pour les premières rencontres** : Cela permet de garantir la sécurité tout en laissant le temps d'apprendre à connaître l'autre dans un environnement neutre.
- **Exiger des efforts de la part de son partenaire** : Si un homme propose une sortie, il est raisonnable d'attendre qu'il prenne l'initiative d'organiser quelque chose de concret, comme un dîner ou une activité planifiée.

- **Ne pas se contenter de relations "50/50" si elles ne sont pas satisfaisantes** : Si la relation ne semble pas équilibrée, il est important d'en parler ouvertement ou de repenser ses attentes.
- **Valoriser son propre temps et ses efforts** : En sachant ce que l'on vaut, il est plus facile de se fixer des limites et de ne pas accepter de propositions qui ne sont pas à la hauteur.

En résumé, les femmes doivent apprendre à reconnaître leur valeur et à rehausser leurs attentes dans les relations. Accepter une séduction sans effort et un modèle de "50/50" qui les désavantage les expose à des risques inutiles et perpétue des dynamiques de pouvoir déséquilibrées. En exigeant davantage de leurs partenaires, elles peuvent non seulement améliorer leur sécurité, mais aussi construire des relations plus respectueuses et épanouissantes.

Chapitre 7 : Le Mythe de l'Indépendance Émotionnelle : Pourquoi les Femmes En Paient le Prix dans les Relations Modernes

Dans les relations modernes, on valorise de plus en plus l'indépendance émotionnelle, considérée comme un signe de force et d'émancipation. On s'attend souvent à ce que les femmes soient émotionnellement autonomes et capables de gérer leurs sentiments sans trop dépendre de leur partenaire. Cependant, ce concept d'indépendance émotionnelle peut masquer des dynamiques relationnelles inéquitables, où les femmes finissent par porter une charge émotionnelle disproportionnée tout en se privant du soutien qu'elles méritent. Ce chapitre explore comment ce mythe de l'indépendance émotionnelle affecte les femmes et présente des recherches scientifiques qui montrent que le partage équitable des responsabilités émotionnelles est essentiel pour des relations saines.

1. Le double standard de l'indépendance émotionnelle

La société moderne impose souvent un double standard en matière d'indépendance émotionnelle : on attend des femmes qu'elles soient fortes, autonomes, et capables de gérer leurs émotions de manière presque stoïque, tandis que les hommes ne sont pas soumis aux mêmes attentes. Cette disparité crée une situation où les femmes peuvent hésiter à demander du soutien ou à exprimer leurs besoins émotionnels, de peur d'être perçues comme "trop dépendantes" ou "trop exigeantes".

Les recherches montrent pourtant que les relations où les deux partenaires se soutiennent mutuellement et partagent la gestion des émotions sont plus équilibrées et satisfaisantes. Une étude publiée dans le *Journal of Marriage and Family* a révélé que le soutien émotionnel réciproque dans les relations est un facteur clé de satisfaction conjugale, et que les couples qui partagent équitablement la charge émotionnelle sont plus susceptibles de durer dans le temps.

2. Les effets négatifs de la sur-responsabilisation émotionnelle des femmes

Lorsque les femmes se sentent obligées d'être émotionnellement indépendantes, elles finissent souvent par assumer une part disproportionnée du travail émotionnel dans la relation. Ce "travail émotionnel" inclut le fait de gérer les conflits, de soutenir les sentiments de leur partenaire, et de veiller à ce que la relation reste harmonieuse. Paradoxalement, même lorsqu'elles font preuve d'une grande autonomie émotionnelle, elles peuvent être perçues comme les "gardiens" de la stabilité relationnelle.

Cela conduit souvent à un déséquilibre où les femmes fournissent beaucoup de soutien à leur partenaire, mais ne reçoivent pas le même niveau d'attention et de réconfort en retour. Les études montrent que les femmes dans les relations hétérosexuelles rapportent souvent un niveau plus élevé de "charge émotionnelle", ce qui peut entraîner un stress accru et des sentiments de fatigue émotionnelle. Une recherche de l'Université de Californie à Berkeley a révélé que les femmes sont plus susceptibles de signaler un épuisement émotionnel lorsqu'elles doivent prendre en charge les besoins émotionnels de leur partenaire en plus des leurs.

3. Les coûts de l'indépendance émotionnelle sur la santé mentale des femmes

L'idée que les femmes doivent être émotionnellement autosuffisantes peut également nuire à leur santé mentale. Lorsqu'elles évitent de demander du soutien ou minimisent leurs propres besoins pour préserver l'image de l'indépendance, elles peuvent souffrir d'une accumulation de stress non résolu et de sentiments d'isolement. Les études montrent que l'absence de soutien émotionnel dans une relation est liée à des niveaux plus élevés de dépression et d'anxiété chez les femmes.

Une étude publiée dans la revue *Psychological Science* a révélé que les femmes qui perçoivent un manque de soutien émotionnel de la part de leur partenaire sont plus susceptibles de ressentir de la détresse psychologique. Cette étude souligne l'importance de ne pas ignorer ses propres besoins émotionnels et de chercher un partenaire prêt à partager les responsabilités émotionnelles dans la relation.

4. Pourquoi les hommes bénéficient souvent plus du mythe de l'indépendance émotionnelle

Le concept d'indépendance émotionnelle tend à profiter davantage aux hommes, car il leur permet d'éviter d'assumer une part équitable de la charge émotionnelle dans la relation. En ne s'impliquant pas autant dans le travail émotionnel, les hommes peuvent se concentrer sur d'autres aspects de leur vie, tout en bénéficiant du soutien constant de leur partenaire féminine. Les femmes, en revanche, doivent souvent compenser cette absence d'implication en fournissant davantage de réconfort et de gestion émotionnelle.

Cela crée un déséquilibre où les hommes tirent avantage d'une relation stable et émotionnellement nourrissante sans fournir les efforts nécessaires pour maintenir cet équilibre. Les femmes, en tentant de préserver leur indépendance émotionnelle, finissent par se priver du soutien qu'elles méritent et acceptent des relations où elles investissent beaucoup plus émotionnellement.

5. Comment redéfinir l'indépendance émotionnelle pour un équilibre sain

Pour naviguer dans ce mythe de l'indépendance émotionnelle, il est essentiel que les femmes adoptent une perspective plus équilibrée sur ce que signifie être émotionnellement autonome. Cela ne veut pas dire ignorer ses propres besoins ou se priver de soutien, mais plutôt chercher à établir des relations où le travail émotionnel est partagé équitablement. Il est important que les femmes expriment leurs attentes en matière de soutien et ne se sentent pas obligées de gérer seules les aspects émotionnels de la relation.

Les femmes peuvent encourager leurs partenaires à être plus actifs dans le soutien émotionnel, par exemple en partageant les responsabilités liées à la gestion des conflits ou en veillant à ce que les besoins de chacun soient régulièrement discutés. Il est également crucial de remettre en question les normes culturelles qui valorisent l'indépendance émotionnelle au détriment de l'intimité et du soutien mutuel.

6. Stratégies pour renforcer les attentes en matière de soutien émotionnel dans les relations

- **Exprimer ses besoins émotionnels sans culpabilité** : Les femmes devraient se sentir libres de demander du soutien et de l'attention dans leurs relations. Cela ne les rend pas "dépendantes", mais au contraire, cela permet de construire une relation plus saine et équilibrée.
- **Rechercher des partenaires ouverts à partager la charge émotionnelle** : Lorsqu'une relation semble unilatérale sur le plan émotionnel, il est essentiel de l'aborder directement avec le partenaire ou de considérer d'autres options relationnelles.
- **Valoriser les relations basées sur le soutien réciproque** : Les femmes devraient se concentrer sur les relations où le soutien émotionnel est partagé et où leurs efforts sont également reconnus et valorisés.
- **Se rappeler que l'indépendance émotionnelle n'est pas synonyme d'isolement** : Avoir des attentes réalistes et chercher activement un soutien dans la relation permet de maintenir un équilibre émotionnel sain.

En conclusion, le mythe de l'indépendance émotionnelle peut créer
des déséquilibres dans les relations et nuire à la santé mentale des
femmes. Il est crucial de comprendre que l'autonomie émotionnelle
ne doit pas signifier porter seule la charge émotionnelle, mais plutôt
chercher à partager cette responsabilité avec un partenaire engagé.
En redéfinissant ce que signifie être autonome, les femmes peuvent
établir des relations plus épanouissantes et réciproques, où leur bien-
être est pris en compte autant que celui de leur partenaire.

Chapitre 8 : Réhabiliter le "Traitement de Princesse" : Pourquoi Les Femmes Ont Le Droit d'Exiger Respect, Implication et Sécurité

Dans le contexte actuel des rencontres, demander un "traitement de princesse" est souvent perçu comme un signe d'exigence ou de superficialité. Les femmes qui osent poser des attentes élevées, comme recevoir des bouquets de fleurs lors des premiers rendez-vous, dîner dans de bons restaurants ou être récupérées et déposées en voiture, sont parfois jugées sévèrement et accusées de chercher à profiter de leurs partenaires. Mais cette stigmatisation repose sur des idées fausses et rétrogrades. Ce chapitre explore pourquoi ces demandes ne sont pas seulement légitimes, mais aussi essentielles pour garantir le respect, l'implication et la sécurité dans les rencontres.

1. Le "traitement de princesse" : redonner du sens au respect et à l'effort dans les rencontres

Pendant des décennies, les rencontres amoureuses suivaient des normes claires où les gestes de galanterie étaient considérés comme un signe de respect et d'appréciation. Offrir des fleurs, organiser un dîner dans un restaurant de qualité, ou raccompagner une femme chez elle ne sont pas des gestes dépassés, mais des marques d'attention qui montrent un engagement réel et le désir de rendre l'expérience agréable pour l'autre. Ces actions témoignent d'un effort conscient de la part de l'homme pour faire en sorte que la femme se sente spéciale et valorisée.

En revanche, dans la culture moderne où l'idée du "50/50" est souvent promue sans nuance, les attentes de galanterie sont perçues comme obsolètes ou déraisonnables. Pourtant, ce n'est pas un signe de matérialisme ou d'exigence excessive que de vouloir être courtisée avec élégance. C'est une manière pour les femmes de s'assurer que leur partenaire est prêt à investir dans la relation et à montrer de l'engagement dès le début.

2. La question de la sécurité : pourquoi les attentes en matière de confort ne sont pas un luxe

Les femmes ont souvent des raisons très pragmatiques d'exiger certaines attentions, notamment en ce qui concerne leur sécurité. Lorsque l'on porte une robe élégante ou des talons pour un rendez-vous, il n'est pas toujours pratique, ni sûr, de marcher seules dans la rue, surtout tard le soir. Les risques de harcèlement de rue ou d'agressions sont réels, et demander à être raccompagnée en voiture ou à se retrouver dans un lieu sûr n'est pas une demande extravagante, mais une mesure de précaution légitime.

En ce sens, le "traitement de princesse" est aussi une demande de sécurité. Un homme qui propose de raccompagner une femme ou de la déposer chez elle démontre qu'il se soucie de son bien-être et qu'il est prêt à faire des efforts pour garantir qu'elle se sente protégée. Ce genre d'attention montre également une volonté de prendre ses responsabilités en tant que partenaire potentiel, ce qui est un signe positif pour le développement futur de la relation.

3. La culpabilisation des femmes : pourquoi on les a fait se sentir mal de demander de l'attention et de l'implication

Les femmes ont été socialisées à ne pas être "trop exigeantes" ou à ne pas "demander trop" dans les relations, de peur d'être perçues comme opportunistes ou intéressées uniquement par l'argent. Cette culpabilisation crée un environnement où les femmes peuvent hésiter à exprimer leurs attentes par crainte de paraître déraisonnables. Pourtant, vouloir des gestes d'attention et d'effort n'a rien de mal. Il s'agit de demander à être traitée avec considération et de s'assurer que l'autre partie est véritablement intéressée par la relation.

Les rencontres doivent être basées sur le respect mutuel et l'équilibre. Les femmes ont autant le droit d'avoir des attentes que les hommes, et il est important de se rappeler que les petites attentions, comme offrir des fleurs ou organiser un dîner romantique, font partie des marques de courtoisie qui devraient être la norme, plutôt que l'exception. Ces gestes montrent que l'homme est prêt à s'investir dans le processus de séduction, ce qui est un indicateur précieux de son niveau d'intérêt et d'engagement.

4. Le vrai problème du 50/50 : pourquoi cette approche ne profite qu'aux hommes

L'idée moderne du 50/50 dans les relations tend à avantager les hommes, car elle minimise les efforts nécessaires pour séduire et maintenir une relation. Dans ce modèle, les femmes se retrouvent souvent à accepter des rendez-vous moins formels, des rencontres peu engageantes et à partager systématiquement les frais, tout en investissant davantage de leur temps et de leurs efforts pour se préparer, être séduisantes et s'assurer que tout se passe bien.

Le "traitement de princesse" remet en question cette dynamique en exigeant que l'homme fasse des efforts concrets pour montrer son intérêt et son sérieux. En demandant un niveau d'attention et d'implication plus élevé, les femmes peuvent filtrer les partenaires qui ne sont pas prêts à investir dans la relation et éviter les situations où elles finissent par donner plus qu'elles ne reçoivent.

5. Redéfinir les attentes pour des rencontres plus respectueuses et équilibrées

Il est temps de réhabiliter l'idée que les femmes ont le droit de fixer des standards élevés et de s'attendre à des gestes de galanterie. Ces attentes ne sont pas dépassées, mais essentielles pour instaurer une dynamique de respect, d'effort et de considération dans les relations. Il ne s'agit pas de chercher un traitement de faveur, mais plutôt de demander des signes concrets d'intérêt, d'engagement et de respect de la part de l'autre personne.

Les femmes doivent se sentir à l'aise pour exprimer leurs attentes sans se faire culpabiliser, car ces attentes sont légitimes et nécessaires pour établir des relations où leur valeur est reconnue et respectée. Si un homme n'est pas prêt à faire un minimum d'effort pour séduire et s'assurer du confort de sa partenaire, cela peut être le signe qu'il ne sera pas prêt à investir dans la relation à long terme.

6. Stratégies pour assumer ses attentes et les communiquer de manière constructive

- **Fixer des attentes claires dès le début** : Les femmes peuvent exprimer leurs préférences en matière de rendez-vous et expliquer pourquoi elles attachent de l'importance à certaines attentions. Cela permet de définir un cadre clair pour la rencontre.
- **Ne pas céder à la culpabilisation** : Il est important de ne pas se laisser influencer par les critiques ou les stéréotypes qui veulent faire croire que demander de l'effort ou de la galanterie est dépassé ou intéressé. Les attentes légitimes sont un droit.
- **Rechercher l'équilibre dans les efforts** : Même si l'homme fait les premiers efforts, les femmes peuvent également contribuer en montrant leur appréciation et en réciproquant de manière proportionnée lorsque la relation progresse.
- **S'assurer que le partenaire respecte les mesures de sécurité** : Ne pas hésiter à refuser les rendez-vous dans des endroits peu sûrs ou à accepter de se faire raccompagner, surtout si la situation ne semble pas complètement rassurante.

En conclusion, il est tout à fait normal pour les femmes de demander à être traitées avec respect, implication et attention. Les gestes galants et les efforts dans les rendez-vous ne devraient pas être considérés comme des demandes excessives, mais comme des éléments de base pour montrer de l'intérêt et construire une relation équilibrée. Revaloriser ces attentes permet de créer des rencontres plus sécurisées, respectueuses et satisfaisantes pour les femmes, qui méritent d'être courtisées et appréciées pour ce qu'elles apportent à la relation.

Chapitre 9 : Le Pouvoir de la Vie : Pourquoi Les Femmes Méritent un Respect Immense pour Leur Rôle Unique

Dans les sociétés modernes occidentales, le discours sur l'égalité des genres tend à effacer les différences fondamentales entre les hommes et les femmes. L'idée dominante veut que les femmes soient traitées exactement comme les hommes, sans reconnaissance des spécificités de leur expérience, notamment leur capacité à porter et à donner la vie. Cependant, ce rôle unique confère aux femmes une place particulière qui mérite un respect immense. Ce chapitre explore pourquoi la capacité des femmes à porter la vie devrait être valorisée, et pourquoi cela justifie une attitude de respect particulier envers elles dans la société.

1. La capacité unique des femmes à porter la vie : un pouvoir sacré et biologique

Les femmes ont la capacité unique de porter la vie en elles. Cette faculté biologique n'est pas seulement un phénomène naturel, mais aussi un acte sacré qui mérite la plus grande reconnaissance. Pendant des millénaires, les cultures du monde entier ont vénéré le rôle de la femme en tant que porteuse de la vie, lui accordant un statut particulier pour sa contribution essentielle à la survie et à l'évolution de l'espèce humaine.

Porter un enfant, accoucher, et ensuite nourrir un nouveau-né ne sont pas des tâches banales, mais des expériences physiques et émotionnelles profondément transformantes, qui demandent un engagement total du corps et de l'esprit. Même si une femme ne choisit pas de devenir mère, le simple fait qu'elle ait cette capacité de donner la vie est une réalité qui mérite d'être respectée. Ignorer cela dans la quête d'une égalité absolue avec les hommes revient à minimiser la valeur intrinsèque du rôle féminin dans le processus de création de la vie.

2. Les défis physiques et émotionnels liés à la maternité

La grossesse, l'accouchement et la maternité sont des expériences extrêmement exigeantes sur les plans physique, émotionnel et mental. Une femme enceinte traverse de nombreuses transformations corporelles, supporte les inconforts et les douleurs, et met parfois sa vie en danger pour donner naissance. L'accouchement, par lui-même, est une expérience éprouvante, et il n'est pas rare que les femmes subissent des complications médicales qui peuvent avoir des effets durables sur leur santé.

Les défis ne s'arrêtent pas après la naissance : le post-partum, l'allaitement, et les soins aux nouveau-nés demandent une énergie et une résilience extraordinaires. La société occidentale moderne ne valorise pas toujours ces sacrifices à leur juste mesure, ce qui conduit à une minimisation du respect dû aux femmes pour leurs contributions inégalées. Les femmes méritent d'être honorées pour cette capacité unique et pour les sacrifices qu'elles sont prêtes à faire au nom de la continuité de la vie.

3. L'erreur de vouloir assimiler les femmes aux hommes dans la quête de l'égalité

La quête de l'égalité entre les sexes a mené à un mouvement visant à effacer les différences biologiques entre les hommes et les femmes. Si cette approche peut sembler juste en théorie, elle finit par ignorer les réalités spécifiques de l'expérience féminine. Il ne s'agit pas de dire que les femmes sont faibles ou inférieures, bien au contraire : leur capacité à donner la vie les place dans une catégorie distincte qui mérite d'être respectée et protégée.

Vouloir traiter les femmes exactement comme les hommes, sans reconnaître leur rôle unique dans la perpétuation de la vie, revient à dévaloriser ce qu'elles apportent de particulier. Cela crée une illusion d'égalité qui ne prend pas en compte les sacrifices et les efforts qu'implique la maternité, ainsi que les défis liés au cycle menstruel, à la ménopause, et à d'autres expériences spécifiquement féminines. L'égalité ne doit pas être synonyme d'indifférenciation ; elle doit reconnaître et valoriser les différences tout en assurant les mêmes droits et opportunités.

4. Un respect immense justifié par l'histoire et les traditions culturelles

Dans de nombreuses traditions anciennes, les femmes étaient vénérées pour leur capacité à donner la vie. Les figures féminines étaient souvent associées à la terre nourricière, à la fertilité et à la création. Des cultures telles que les civilisations africaines, les peuples autochtones, et les anciennes sociétés matriarcales honoraient les femmes en tant que sources de vie et les plaçaient au centre de leurs systèmes sociaux et spirituels.

Ces traditions nous rappellent que les femmes ne sont pas seulement des égales des hommes dans le travail et la société, mais qu'elles possèdent un rôle irremplaçable qui doit être valorisé. Le fait que la société moderne tende à oublier cette dimension spirituelle et culturelle de la féminité contribue à une forme de dévalorisation des femmes. Revenir à un respect plus profond pour la capacité des femmes à porter la vie, c'est aussi réapprendre à reconnaître la richesse et la diversité des contributions humaines.

5. Pourquoi un respect particulier ne signifie pas une infériorité ou une fragilité

Il est essentiel de comprendre que demander un respect particulier pour les femmes en raison de leur rôle unique ne signifie pas les voir comme des êtres fragiles ou inférieurs. Au contraire, cela signifie reconnaître leur force incroyable et leur capacité à supporter des épreuves que beaucoup d'hommes ne peuvent même pas imaginer. Cela signifie aussi comprendre que les femmes méritent des protections et des attentions spéciales en raison des risques supplémentaires auxquels elles sont confrontées.

Le respect pour les femmes doit aller au-delà des mots. Il doit se traduire par des politiques de soutien, telles que des congés maternité suffisants, des protections contre les discriminations liées à la grossesse, et des mesures pour garantir la sécurité des femmes dans la société. Ce respect devrait aussi se manifester dans les relations personnelles, où les hommes doivent reconnaître et apprécier les efforts physiques et émotionnels des femmes, et non pas les considérer comme acquis.

6. Redonner aux femmes la place de choix qu'elles méritent dans la société moderne

Il est temps de redonner aux femmes la place de choix qu'elles méritent, non seulement comme égales aux hommes, mais aussi comme détentrices d'un pouvoir unique et irremplaçable. Cela signifie valoriser leur capacité à porter la vie, mais aussi respecter les sacrifices associés à ce rôle. La société doit cesser de les traiter comme si elles étaient "comme les hommes" en ignorant leurs différences biologiques et en minimisant les spécificités de leur expérience.

Les femmes doivent être encouragées à se sentir fières de leur capacité à donner la vie et à exiger le respect qu'elles méritent pour cela. Elles ne devraient pas avoir à s'excuser pour leur féminité ou pour les besoins spécifiques liés à leur corps. En reconnaissant leur rôle unique, nous pouvons construire une société plus juste et plus équilibrée, qui honore véritablement les contributions des femmes dans toutes leurs dimensions.

En conclusion, les femmes méritent un respect immense pour leur capacité unique à porter la vie. Cette réalité biologique et spirituelle ne doit pas être effacée dans la quête d'une égalité uniforme. Au contraire, elle doit être célébrée et valorisée, car elle constitue l'une des plus grandes forces de l'humanité. Reconnaître et respecter cette différence permet de construire une société où les femmes sont non seulement égales aux hommes, mais aussi honorées pour ce qu'elles apportent de particulier.

Chapitre 10 : Cessez de Trouver des Excuses : Pourquoi Accepter un Mauvais Traitement Permet aux Hommes de Profiter de Vous

Dans les relations, il est courant d'entendre des femmes se plaindre que leur partenaire ne les traite pas bien, ne fait pas d'efforts ou ne montre pas de signes d'affection. Pourtant, beaucoup continuent à trouver des excuses à ce comportement, à accepter les choses telles qu'elles sont, et à espérer que l'homme finira par changer. Cette attitude ne fait qu'entretenir un cercle vicieux où les hommes ne se sentent pas obligés de faire d'efforts. Ce chapitre explore pourquoi il est crucial pour les femmes d'arrêter de tolérer un mauvais traitement, de cesser de justifier les comportements médiocres et d'apprendre à fixer des standards plus élevés. Si vous acceptez les excuses d'un homme pour son manque d'attention, vous ne faites qu'encourager ce comportement.

1. Le problème de tolérer les comportements médiocres : vous les validez sans le savoir

Lorsqu'un homme ne traite pas une femme correctement – qu'il s'agisse de ne pas répondre à ses messages, de ne pas faire preuve de galanterie, de ne jamais faire de gestes attentionnés comme offrir un bouquet de fleurs ou de ne pas la traiter avec respect – et que la femme continue de le fréquenter, elle envoie un message implicite : "Je suis d'accord pour être traitée de cette façon." Les comportements que vous tolérez deviennent les standards de la relation.

Si une femme accepte un comportement médiocre, l'homme n'aura aucune incitation à changer. Pourquoi devrait-il faire des efforts si, au final, il obtient ce qu'il veut ? Ce n'est pas parce qu'il ne comprend pas ce qu'il faut faire, c'est qu'il n'en voit pas l'intérêt. Accepter un traitement insuffisant revient à lui donner une permission tacite de continuer ainsi, car les actions parlent plus fort que les mots. Dire que l'on mérite mieux n'a pas de sens si l'on n'agit pas en conséquence.

2. Arrêter de trouver des excuses : la réalité est qu'il n'a pas envie de faire d'efforts

Lorsqu'un homme ne fait pas d'efforts pour montrer qu'il tient à vous, il est facile de trouver des excuses à son comportement. Vous vous dites peut-être : "Il est juste occupé", "Il n'est pas du genre à montrer ses émotions", "Il a eu une enfance difficile", ou encore "Il n'aime pas les gestes romantiques." Ces excuses permettent de rationaliser un manque d'engagement et de vous convaincre que ses sentiments sont profonds, même s'ils ne se manifestent pas à travers ses actions.

Mais soyons honnêtes : il n'est pas si difficile d'envoyer un message pour montrer son intérêt, d'être attentionné de temps en temps ou d'organiser un dîner. Faire preuve de galanterie ne demande pas une quantité d'efforts insurmontable. Les hommes qui veulent vraiment être avec vous feront ce qu'il faut pour le montrer. Les excuses que vous lui trouvez ne font que minimiser le fait qu'il choisit de ne pas s'investir. Cela ne signifie pas qu'il est incapable d'effort ; cela montre simplement qu'il ne ressent pas le besoin d'en faire plus parce qu'il sait que vous resterez de toute façon.

3. Pourquoi accepter le minimum ne fera que vous nuire

Quand vous acceptez un comportement qui ne correspond pas à vos
attentes, vous vous habituez à moins que ce que vous méritez. Vous
pouvez commencer à penser que ce que vous demandez est
déraisonnable, ou même douter de votre propre valeur. Les hommes
qui ne vous traitent pas bien ne le font pas par manque de
compréhension ou par ignorance, mais parce qu'ils savent qu'ils n'ont
pas besoin d'en faire plus pour obtenir votre attention ou votre
amour.

Plus vous tolérerez un mauvais traitement, plus cela deviendra votre
norme, et plus il sera difficile de trouver un partenaire qui répondra à
vos attentes élevées. Vous commencez à envoyer le message que
vous êtes satisfaite de peu, ce qui permet aux hommes de faire le
strict minimum et de s'attendre à ce que cela suffise. Cette
dynamique ne fait que perpétuer un cercle où les femmes donnent
beaucoup et reçoivent peu en retour, ce qui n'est ni sain ni équitable.

4. Se mettre à la place de l'homme : pourquoi il ne fait pas d'efforts

Il est important de se mettre à la place de l'homme pour comprendre
pourquoi il ne fait pas d'efforts. Si vous continuez à répondre à ses
messages, à le voir régulièrement, ou à lui accorder de l'affection
alors qu'il ne vous traite pas avec le respect et l'attention que vous
méritez, pourquoi devrait-il changer ? Pour lui, la situation est idéale
: il obtient votre attention sans avoir à fournir d'efforts
supplémentaires.

Pour certains hommes, l'idée de faire preuve de galanterie ou de faire
un geste romantique comme offrir des fleurs n'a pas de sens, car ils
ont déjà ce qu'ils veulent sans cela. Le problème n'est pas qu'ils ne
savent pas comment être attentionnés, mais qu'ils n'en voient tout
simplement pas l'utilité, puisque vous continuez à les fréquenter
malgré le manque d'efforts. Tant que les femmes accepteront ce
comportement, les hommes continueront à en profiter.

5. Comment arrêter d'accepter moins que ce que vous méritez

Pour changer cette dynamique, il est crucial d'apprendre à fixer des standards et à les respecter. Voici quelques étapes à suivre pour arrêter de tolérer un mauvais traitement et inciter les hommes à faire des efforts :

- **Fixez des limites claires dès le début** : Dès les premiers rendez-vous, exprimez ce que vous attendez de la relation. Cela ne signifie pas être exigeante, mais simplement communiquer vos besoins et vos attentes. Si vous aimez les gestes romantiques, dites-le clairement. Si vous souhaitez être traitée avec galanterie, faites-le savoir. Cela donne à l'homme une idée claire de ce qu'il doit faire pour vous satisfaire.
- **Ne vous contentez pas de mots : observez les actions** : Il est facile pour un homme de dire qu'il tient à vous, qu'il est occupé mais qu'il pense à vous, ou qu'il prévoit de faire quelque chose de spécial "bientôt". Ce qui compte vraiment, ce sont les actions. Si ses paroles ne sont pas suivies d'actes concrets, il est temps de réévaluer la relation.
- **N'ayez pas peur de partir si vous n'êtes pas traitée correctement** : Quitter une relation ou refuser un mauvais traitement ne signifie pas que vous avez des attentes trop élevées ou que vous ne trouverez jamais quelqu'un. Cela signifie simplement que vous vous respectez assez pour ne pas accepter moins que ce que vous méritez. Le fait de partir montre à l'homme que vous ne tolérerez pas un comportement médiocre, ce qui pourrait l'inciter à changer ses habitudes.

6. Les hommes répondent aux attentes élevées lorsqu'ils savent qu'ils doivent le faire

Il est prouvé que les gens répondent aux attentes qui sont placées sur eux. Si vous fixez des attentes élevées et refusez de tolérer un mauvais comportement, les hommes qui veulent vraiment être avec vous feront des efforts pour répondre à ces attentes. Ils proposeront des rendez-vous intéressants, montreront de la galanterie et feront preuve de considération, non pas parce qu'ils y sont obligés, mais parce qu'ils savent que c'est ce qu'il faut faire pour gagner votre cœur.

Cela ne signifie pas que vous devez toujours être dure ou inaccessible, mais simplement que vous ne devez pas tolérer les comportements médiocres. Plus vos standards sont élevés, plus les hommes devront se dépasser pour vous impressionner, ce qui vous permettra d'attirer des partenaires qui sont réellement intéressés à investir dans une relation sérieuse et respectueuse.

7. Les hommes qui ne veulent pas faire d'efforts ne sont tout simplement pas intéressés

Il est important de comprendre qu'un homme qui ne fait pas d'efforts pour vous montrer qu'il tient à vous n'est tout simplement pas assez intéressé. Cela ne signifie pas qu'il est mauvais ou méchant, mais seulement qu'il n'est pas disposé à investir dans la relation. Il est préférable de s'en rendre compte tôt plutôt que de continuer à espérer qu'il changera. Un homme qui ne fait pas d'efforts ne le fait pas parce qu'il est "différent" ou "incapable", mais simplement parce qu'il n'en voit pas l'intérêt.

Plutôt que de continuer à lui trouver des excuses, il est plus judicieux de reconnaître la situation telle qu'elle est et de ne pas perdre de temps avec quelqu'un qui ne souhaite pas s'investir. Il existe des hommes prêts à faire les efforts nécessaires pour construire une relation équilibrée et respectueuse, et il est essentiel de ne pas se contenter de moins.

8. Conclusion : Apprenez à fixer vos standards et à ne jamais accepter moins

En fin de compte, il est essentiel de se rappeler que vous avez le droit d'exiger d'être bien traitée. Si vous continuez à tolérer un mauvais traitement, vous permettrez aux hommes de profiter de vous. Fixez vos standards, communiquez vos attentes, et ne vous contentez jamais de moins. Si un homme ne fait pas d'efforts pour vous montrer qu'il tient à vous, il est temps de le laisser partir. Les hommes capables de s'engager et de faire preuve de galanterie existent

Chapitre 11: Pensez Comme un Homme : Arrêtez d'Utiliser Votre Instinct Maternel et Adoptez une Approche Pragmatique dans Vos Relations

Les hommes et les femmes ne pensent pas de la même manière lorsqu'il s'agit des relations amoureuses. Les femmes ont souvent tendance à utiliser leur instinct maternel, en cherchant à comprendre, à soigner, ou même à "réparer" leurs partenaires. Cependant, cette approche peut se retourner contre elles, car les hommes ne fonctionnent pas de la même façon. Pour réussir dans les relations et éviter de se faire exploiter ou manipuler, il est essentiel pour les femmes d'adopter une approche plus pragmatique, axée sur leurs propres intérêts. Ce chapitre explore pourquoi il est crucial de cesser de projeter son instinct maternel sur les hommes, de viser le meilleur pour soi-même, et d'adopter une mentalité orientée business pour traiter les relations de manière plus efficace et stratégique.

1. Comprendre la différence fondamentale : Les hommes ne réfléchissent pas comme les femmes

Les femmes ont tendance à être plus émotionnelles et empathiques dans leurs relations. Elles utilisent leur intuition, leur instinct maternel et leurs sentiments pour interpréter les actions de leur partenaire, souvent en espérant que l'amour, la compréhension et le soutien suffiront à faire fonctionner la relation. En revanche, les hommes abordent souvent les relations avec une approche plus rationnelle et pragmatique. Ils évaluent ce qu'ils retirent de la relation et agissent en fonction de leurs propres intérêts.

Pour les hommes, les relations ne sont pas toujours basées sur les sentiments ou l'intuition, mais sur ce qui fonctionne pour eux. Ils prennent souvent des décisions en fonction de ce qu'ils peuvent gagner ou perdre, et se montrent plus "business-oriented" dans leurs choix relationnels. Pour réussir dans les relations amoureuses, il est donc crucial que les femmes apprennent à penser de manière similaire, en adoptant une approche plus stratégique et moins émotionnelle.

2. Arrêtez d'utiliser votre instinct maternel sur les hommes

L'instinct maternel est une qualité précieuse, mais il n'a pas sa place dans les relations amoureuses adultes. Beaucoup de femmes tombent dans le piège de vouloir "sauver" un homme, de le comprendre, de le soutenir inconditionnellement, et même de le changer. Cependant, cette attitude renforce une dynamique déséquilibrée où la femme investit beaucoup plus émotionnellement et fournit un soutien constant, tandis que l'homme reçoit sans avoir à faire beaucoup d'efforts en retour.

Les hommes ne cherchent pas une seconde mère dans leur partenaire, et cette approche maternelle peut rapidement être perçue comme un signe de faiblesse ou de disponibilité excessive. Il est important de comprendre qu'en agissant ainsi, vous ne faites que renforcer un déséquilibre où vous donnez plus que vous ne recevez. Au lieu de cela, il est essentiel de fixer des limites claires et de vous concentrer sur ce que vous attendez de la relation, sans chercher à "soigner" ou à "réparer" l'autre.

3. Adoptez une approche pragmatique : pensez comme un homme, visez le meilleur pour vous-même

Pour réussir dans les relations, il est important de vous mettre à la place d'un homme et de réfléchir à ce qu'il ferait dans la même situation. Les hommes adoptent souvent une approche axée sur les résultats et cherchent à maximiser leurs gains. Pour les femmes, cela signifie qu'il est crucial de se poser les questions suivantes : "Qu'est-ce que je gagne dans cette relation ?", "Est-ce que mes besoins sont satisfaits ?", "Est-ce que je reçois autant que je donne ?" et "Est-ce que cette personne m'apporte réellement ce que je mérite ?".

Les hommes ont tendance à chercher le meilleur pour eux-mêmes et à ne pas se contenter de moins. Il est donc temps d'adopter cette mentalité et de viser le meilleur pour vous-même. Ne vous contentez pas de quelqu'un qui vous traite de manière médiocre ou qui ne vous offre pas l'attention que vous méritez. Vous devez vous fixer des standards élevés et vous y tenir, en évaluant la relation comme vous le feriez pour un contrat professionnel : si cela ne vous apporte pas ce que vous voulez, il est temps de passer à autre chose.

4. Traitez vos relations personnelles comme un business : soyez orientée résultats

Dans le monde des affaires, les décisions sont prises de manière rationnelle, en fonction des gains et des pertes, et non sur la base des émotions. Il est temps de commencer à voir vos relations de la même manière. En adoptant une approche "business-oriented", vous vous assurez de ne pas gaspiller votre temps, votre énergie et vos émotions dans des relations qui ne vous apportent pas ce que vous méritez.

- **Évaluez vos relations comme un investissement** : Considérez votre temps et vos émotions comme des ressources précieuses. Si vous investissez dans une relation qui ne vous apporte pas de retour sur investissement (amour, respect, engagement), alors il est temps de réévaluer vos choix. Ne vous attardez pas dans une relation simplement parce que vous êtes déjà impliquée ; si les résultats ne sont pas à la hauteur de vos attentes, il est préférable de passer à autre chose.

- **Fixez des attentes claires et non négociables** : Tout comme dans les affaires, il est important de fixer des termes et conditions. Attendez-vous à être traitée avec respect, attention, et à recevoir des efforts équivalents à ceux que vous fournissez. Si ces conditions ne sont pas remplies, alors la "transaction" est rompue et il est temps de partir.
- **Soyez prête à négocier ou à rompre si nécessaire** : Dans le monde professionnel, les contrats peuvent être renégociés ou annulés si les termes ne sont pas respectés. Adoptez la même attitude dans vos relations : si vous ne recevez pas ce que vous méritez, soyez prête à négocier vos attentes ou à mettre fin à la relation. Vous ne devez pas accepter un traitement inférieur simplement par crainte de perdre l'autre.

5. Pourquoi viser le meilleur pour vous-même est une approche gagnante

Adopter une approche pragmatique et orientée business dans les relations ne signifie pas être froide ou insensible ; cela signifie simplement que vous refusez de vous contenter de moins que ce que vous méritez. Lorsque vous vous fixez des standards élevés et que vous êtes prête à partir si ces standards ne sont pas respectés, vous envoyez un message fort : vous savez ce que vous valez et vous ne vous contenterez pas de moins.

Les hommes respectent les femmes qui ont des attentes élevées et qui ne se laissent pas marcher sur les pieds. Si vous vous comportez comme quelqu'un qui mérite le meilleur, vous attirerez des hommes qui sont prêts à faire des efforts pour vous impressionner et vous satisfaire. Ceux qui ne sont pas prêts à s'engager seront naturellement filtrés, ce qui vous évitera de perdre du temps et de l'énergie avec des personnes qui ne sont pas à la hauteur.

6. Arrêtez de laisser vos émotions dicter vos décisions

Il est naturel d'avoir des sentiments forts dans une relation, mais cela ne doit pas vous empêcher d'agir dans votre propre intérêt. Apprenez à contrôler vos émotions et à les mettre de côté lorsque vous évaluez vos relations. Les hommes ont souvent cette capacité à séparer leurs sentiments de leurs décisions, et il est important de cultiver cette même attitude.

Vos émotions sont importantes, mais elles ne doivent pas être la seule boussole qui guide vos décisions relationnelles. Utilisez votre tête pour évaluer si une relation est vraiment bénéfique pour vous et soyez prête à partir si ce n'est pas le cas. Cela ne signifie pas que vous ne devez pas ressentir de l'amour ou de l'affection, mais que vous devez aussi être réaliste sur ce que vous attendez en retour.

7. Soyez pragmatique, soyez stratégique et ne vous contentez jamais de moins

En adoptant une approche pragmatique, vous vous assurez de ne pas vous laisser manipuler ou exploiter dans les relations. Les hommes respectent les femmes qui savent ce qu'elles veulent et qui ne tolèrent pas un mauvais traitement. Soyez stratégique dans vos choix, évaluez les résultats, et ne vous contentez jamais de moins que ce que vous méritez.

Les relations ne doivent pas être une source constante de stress ou de frustration. Si vous traitez vos relations avec la même rigueur que vous le feriez pour un investissement, vous aurez plus de chances d'obtenir ce que vous souhaitez vraiment et d'attirer des partenaires de qualité qui sont prêts à s'engager à vos côtés.

En fin de compte, il est temps d'arrêter d'utiliser votre instinct maternel sur les hommes et de commencer à penser comme eux. Soyez pragmatique, fixez vos attentes, et n'ayez pas peur d'exiger ce que vous méritez. Si vous abordez les relations avec une mentalité orientée business, vous pourrez non seulement éviter les mauvaises surprises, mais aussi attirer des partenaires qui vous traiteront avec le respect, l'attention et l'engagement que vous méritez.

Chapitre 12 : Comment les Hommes Pensent et Voient les Relations : Une Perspective Réaliste pour Mieux Comprendre Leur Comportement

Pour comprendre les dynamiques dans les relations amoureuses, il est essentiel de saisir la manière dont les hommes pensent et perçoivent les relations. Les hommes, influencés par des facteurs biologiques, sociaux et culturels, n'abordent pas toujours les relations de la même manière que les femmes. Cela peut créer des malentendus et des frustrations si les attentes ne sont pas alignées. Ce chapitre explore en profondeur les motivations, les comportements et les façons dont les hommes voient les relations, afin de permettre aux femmes de mieux comprendre et naviguer ces différences pour établir des relations plus saines et satisfaisantes.

1. Les motivations biologiques et psychologiques des hommes dans les relations

Les hommes sont souvent motivés par des instincts biologiques et psychologiques qui influencent leur approche des relations. Contrairement aux femmes, qui ont tendance à développer un attachement émotionnel plus rapidement en raison de la libération d'hormones comme l'ocytocine pendant les moments d'intimité, les hommes peuvent être davantage influencés par des facteurs comme le désir physique et l'attrait visuel au début d'une relation.

D'un point de vue biologique, les hommes sont conditionnés à chercher la diversité et la nouveauté, en particulier sur le plan sexuel. Cela ne signifie pas qu'ils sont incapables de se concentrer sur une seule partenaire ou d'apprécier les relations à long terme, mais cela peut expliquer pourquoi certains hommes semblent initialement plus intéressés par les aspects physiques et moins enclins à s'engager émotionnellement.

Sur le plan psychologique, les hommes sont souvent plus orientés vers la logique et l'analyse, ce qui signifie qu'ils peuvent évaluer une relation en fonction de ce qu'elle leur apporte en termes concrets. Contrairement aux femmes, qui peuvent accorder plus d'importance à l'émotion et à la connexion affective, les hommes ont tendance à voir les relations de manière plus pragmatique, en se concentrant sur les bénéfices qu'ils en tirent et les efforts qu'ils doivent fournir.

2. Les hommes et l'engagement : ce qui les motive à s'investir dans une relation

Il est crucial de comprendre que tous les hommes ne cherchent pas à éviter l'engagement. Beaucoup sont prêts à s'investir dans une relation sérieuse, mais ils ont tendance à le faire lorsqu'ils estiment que la femme apporte une valeur ajoutée significative à leur vie. Cette "valeur" peut prendre différentes formes : le soutien émotionnel, la compatibilité sur le plan de la personnalité, le respect mutuel, ou encore l'attirance physique.

Les hommes cherchent généralement à s'engager lorsqu'ils sentent qu'ils bénéficient de la relation et qu'ils y trouvent quelque chose qui leur manque ailleurs. Par exemple, si une femme leur apporte une stabilité émotionnelle ou les pousse à se surpasser, ils seront plus enclins à s'investir à long terme. Cependant, ils sont moins susceptibles de s'engager s'ils estiment que la relation demande plus d'efforts qu'elle n'apporte de bénéfices, ou s'ils ressentent une pression pour s'engager avant d'être prêts.

Contrairement à ce que l'on pourrait croire, les hommes ne sont pas simplement "effrayés" par l'engagement ; ils veulent être sûrs que la relation en vaut la peine. Ils évaluent souvent l'engagement comme un investissement de temps, d'énergie et de ressources, et ils doivent être convaincus que les bénéfices à long terme dépasseront les sacrifices.

3. Les attentes des hommes vis-à-vis de leurs partenaires

Les hommes ont des attentes spécifiques envers leurs partenaires, qui ne se limitent pas uniquement à l'apparence physique. Bien que l'attirance physique puisse être un facteur déterminant au début, les hommes recherchent souvent des partenaires qui possèdent certaines qualités qui vont au-delà du physique. Parmi ces qualités, on trouve :

- **Le soutien émotionnel** : Les hommes apprécient les partenaires capables de les soutenir dans les moments difficiles, sans les juger ou les critiquer. Ils recherchent souvent une partenaire avec qui ils peuvent être vulnérables sans avoir à craindre de perdre leur image de force.
- **Le respect et la reconnaissance** : Les hommes accordent une grande importance au respect. Ils veulent être reconnus pour leurs efforts, leurs réalisations, et leur contribution dans la relation. Ils cherchent souvent une partenaire qui les valorise et les respecte pour ce qu'ils sont, plutôt que pour ce qu'ils pourraient apporter matériellement.
- **La compatibilité et le partage des valeurs** : Les hommes, tout comme les femmes, recherchent souvent une compatibilité en termes de valeurs, de croyances, et de modes de vie. La relation est perçue comme plus solide lorsque les deux partenaires partagent une vision commune de la vie et des objectifs à long terme.

4. Comment les hommes perçoivent l'amour et les démonstrations d'affection

Les hommes et les femmes peuvent avoir des façons différentes de montrer leur amour et leur affection. Les hommes ne sont pas toujours aussi expressifs sur le plan émotionnel que les femmes, et ils peuvent manifester leur amour de manière plus subtile ou à travers des actions plutôt que des paroles. Par exemple, un homme peut montrer son amour en prenant soin des besoins matériels de sa partenaire, en la protégeant, ou en accomplissant des gestes pratiques pour améliorer son confort.

Pour les hommes, l'amour ne se traduit pas toujours par des mots doux ou des gestes romantiques constants. Ils peuvent plutôt exprimer leur attachement à travers le soutien qu'ils offrent ou le fait qu'ils s'assurent que leur partenaire se sente en sécurité. Comprendre ces différences peut aider à éviter les malentendus sur la nature de l'amour dans la relation.

5. Les hommes et la liberté : un équilibre entre indépendance et engagement

Pour beaucoup d'hommes, le désir d'indépendance est important, même lorsqu'ils sont dans une relation engagée. Ils ont besoin de temps pour eux-mêmes, de moments où ils peuvent poursuivre leurs passions et intérêts personnels sans se sentir étouffés par la relation. Cela ne signifie pas qu'ils aiment moins leur partenaire, mais simplement qu'ils accordent de l'importance à leur autonomie.

Les hommes peuvent se sentir acculés ou résister à l'engagement s'ils estiment que leur liberté est menacée. Il est donc essentiel d'établir un équilibre dans la relation, où l'engagement ne signifie pas la perte de l'indépendance personnelle. Pour les hommes, une relation idéale est celle où ils se sentent soutenus dans leurs aspirations individuelles tout en étant connectés émotionnellement à leur partenaire.

6. Le rôle des attentes culturelles et sociales dans la façon dont les hommes voient les relations

Les attentes culturelles et sociales jouent un rôle majeur dans la façon dont les hommes perçoivent les relations et leur rôle au sein de celles-ci. Les stéréotypes de genre traditionnels, qui valorisent la force, l'indépendance, et la réussite matérielle chez les hommes, peuvent les amener à considérer les relations comme des défis à surmonter plutôt que comme des partenariats égalitaires. Ils peuvent ressentir une pression à "réussir" dans la relation en fournissant un soutien financier ou en jouant un rôle protecteur.

De plus, les normes sociales ont évolué, et les hommes doivent désormais jongler avec des attentes contradictoires : être à la fois fort et sensible, indépendant et engagé, protecteur et égalitaire. Ces attentes peuvent rendre la navigation dans les relations plus complexe, car les hommes cherchent souvent à trouver un équilibre entre répondre à ces attentes et satisfaire leurs propres besoins.

7. Pourquoi les hommes testent les limites et la tolérance de leurs partenaires

Il est courant pour les hommes de "tester" les limites dans une relation pour voir jusqu'où ils peuvent aller avant que leur partenaire ne réagisse. Cela ne signifie pas nécessairement qu'ils cherchent à être manipulateurs ou à profiter de la situation ; c'est plutôt une manière inconsciente de déterminer ce qu'ils peuvent ou ne peuvent pas faire. Ils veulent savoir à quel point leur partenaire tolérera certains comportements et, en fonction des réactions, ajusteront leurs actions.

Lorsque les femmes tolèrent des comportements médiocres ou ne fixent pas de limites claires, les hommes peuvent interpréter cela comme un signe qu'ils n'ont pas besoin de faire des efforts supplémentaires. En revanche, lorsqu'une femme fixe des attentes et n'hésite pas à quitter la relation si elles ne sont pas respectées, les hommes sont plus susceptibles de faire des efforts pour la satisfaire.

8. Adopter une approche réaliste pour comprendre comment les hommes pensent

Pour mieux comprendre comment les hommes voient les relations, il est important d'adopter une approche réaliste plutôt que de se baser sur des idéaux romantiques. Les hommes ont des besoins différents et des façons uniques d'aborder l'amour, l'engagement et la vie en couple. Ils peuvent être pragmatiques dans leurs choix et chercher des partenaires qui améliorent leur vie de manière tangible.

Il est essentiel de se rappeler que les hommes ne sont pas des "projets" à changer, mais des partenaires avec qui il est possible de collaborer. Les relations réussies sont celles où les deux parties s'adaptent et trouvent un équilibre dans leurs besoins et leurs attentes. En comprenant les motivations des hommes et la manière dont ils pensent, les femmes peuvent naviguer plus facilement dans les relations et poser des fondations solides pour une connexion durable et épanouissante.

En conclusion, les hommes abordent les relations avec une combinaison de pragmatisme, de besoins émotionnels, et d'attentes culturelles. Les comprendre signifie reconnaître ces motivations, fixer des limites claires, et évaluer si la relation apporte réellement les bénéfices et le soutien nécessaires pour les deux partenaires.

Chapitre 13 : Le Tabou des Finances : Pourquoi les Femmes Sont Jugées pour Vouloir un Partenaire Stable Financièrement, Tandis que les Hommes Sont Normalisés pour Valoriser le Physique

Dans les relations, les attentes et les préférences des hommes et des femmes ne sont pas jugées de la même manière. Lorsqu'une femme exprime son désir d'avoir un partenaire financièrement stable pour assurer son avenir et celui de ses enfants, elle est souvent critiquée et étiquetée de "profiteuse" ou de "matérialiste". En revanche, un homme qui privilégie l'apparence physique chez une partenaire est considéré comme ayant des préférences "naturelles" ou "normales". Ce double standard révèle un tabou persistant sur les finances dans les relations et soulève des questions sur les attentes sociales et les rôles de genre. Ce chapitre explore pourquoi les femmes ne devraient pas être jugées pour vouloir la sécurité financière et pourquoi ces choix sont légitimes.

1. La quête de sécurité financière : un besoin légitime, pas une attitude intéressée

Le désir de sécurité financière chez les femmes n'est pas nouveau. Historiquement, les femmes ont toujours cherché des partenaires capables de subvenir aux besoins du foyer, notamment dans des contextes où elles avaient peu de possibilités économiques par elles-mêmes. Bien que les temps aient changé et que les femmes soient aujourd'hui davantage intégrées dans la vie professionnelle, l'instinct de chercher un partenaire stable financièrement demeure une stratégie rationnelle pour assurer un avenir sûr, surtout lorsqu'il s'agit de fonder une famille.

En effet, le choix d'un partenaire capable de contribuer financièrement à la vie de famille n'a rien de superficiel. Il s'agit d'un critère important pour le bien-être et la sécurité des enfants à venir. Les femmes qui aspirent à un avenir stable souhaitent simplement éviter les situations précaires et s'assurer que leur partenaire pourra les soutenir en cas de coup dur, ou partager les coûts de la vie de manière équilibrée. Cela ne signifie pas que l'amour ou la compatibilité émotionnelle passent au second plan, mais que la sécurité matérielle est considérée comme un élément clé du bonheur et du confort à long terme.

2. Les femmes, les finances et le stigmate de la "profiteuse"

Lorsqu'une femme exprime qu'elle recherche un homme qui gagne bien sa vie, elle est rapidement accusée de "vouloir profiter" ou d'être "matérialiste". Ce jugement est non seulement injuste, mais aussi hypocrite, car il ignore les raisons légitimes qui sous-tendent cette préférence. Dans une société où les femmes continuent à subir des inégalités salariales et où les congés parentaux les pénalisent plus que les hommes, vouloir un partenaire stable financièrement est une précaution nécessaire. Il s'agit d'un moyen d'assurer que les responsabilités économiques seront partagées, surtout lorsque la maternité entraîne souvent une réduction temporaire de la capacité de travailler.

De plus, la stigmatisation des femmes qui recherchent la sécurité financière les empêche de s'exprimer librement sur leurs attentes. Cela peut les pousser à accepter des relations où leurs besoins matériels ne sont pas satisfaits ou à faire des compromis sur leur confort et celui de leurs futurs enfants. Le fait de juger les femmes sur leurs préférences en matière de finances revient à leur reprocher de penser à l'avenir, alors qu'elles ne font que suivre une logique de survie et de prévoyance.

3. Pourquoi les préférences des hommes pour l'apparence sont perçues comme "naturelles"

D'un autre côté, il est socialement accepté que les hommes accordent de l'importance à l'apparence physique chez une partenaire potentielle. Cette préférence est souvent rationalisée en termes d'évolution, avec l'argument que les hommes sont biologiquement programmés pour privilégier les signes de fertilité et de jeunesse. Cette normalisation des attentes physiques conduit à un double standard où les hommes ne sont pas jugés de la même manière pour leurs choix, même lorsqu'ils favorisent clairement des critères superficiels.

Il est intéressant de noter que lorsqu'un homme cherche une femme qui correspond à ses standards physiques, cela est souvent perçu comme un désir de beauté ou d'attirance naturelle. Pourtant, les femmes qui veulent un homme capable de leur offrir une sécurité financière sont rapidement étiquetées comme étant "intéressées". Cela montre bien que les normes sociales ont tendance à juger les femmes plus sévèrement pour des choix rationnels, tout en excusant les hommes pour des préférences qui peuvent être tout aussi superficielles.

4. Le coût de la maternité et l'importance de la stabilité financière

Pour les femmes, les coûts associés à la maternité vont bien au-delà de la simple question de l'argent. Les femmes subissent souvent des pertes de revenus pendant les congés parentaux et peuvent avoir du mal à retrouver leur place sur le marché du travail après une pause pour élever leurs enfants. Elles doivent également assumer les coûts émotionnels et physiques associés à la grossesse et à l'accouchement. Ces facteurs créent un besoin légitime de sécurité financière lorsqu'elles choisissent un partenaire.

Le choix d'un homme financièrement stable n'est donc pas une question de "profiter" de ses ressources, mais de s'assurer que la famille ne sera pas confrontée à des difficultés économiques en cas de baisse des revenus ou de dépenses imprévues. Les femmes sont souvent les principales responsables des soins aux enfants, même lorsqu'elles travaillent, ce qui signifie qu'elles doivent penser aux implications financières de la parentalité à long terme. Prendre en compte les ressources économiques d'un partenaire est donc une approche pragmatique et raisonnée pour assurer l'avenir de la famille.

5. Les doubles standards et les attentes contradictoires envers les femmes

Le tabou entourant les finances dans les relations ne se limite pas à la stigmatisation des femmes qui cherchent la sécurité matérielle. Il inclut également des attentes contradictoires où les femmes sont encouragées à être "indépendantes" tout en acceptant des relations où elles supportent une charge disproportionnée de travail domestique et de soins aux enfants. Ce paradoxe signifie qu'une femme est censée non seulement subvenir à ses propres besoins, mais aussi gérer les responsabilités familiales, tout en n'ayant pas le droit de considérer les finances d'un partenaire comme un critère de choix.

Cela place les femmes dans une position difficile où elles doivent concilier des exigences multiples : être autonomes, mais ne pas se montrer "intéressées" par l'argent d'un partenaire, et accepter d'être jugées si elles choisissent d'accorder de l'importance à la sécurité financière. Cette double contrainte montre que les attentes envers les femmes sont non seulement déraisonnables, mais aussi contradictoires, et reflètent une hypocrisie sous-jacente dans la façon dont la société perçoit les relations de genre.

6. Le pragmatisme féminin : pourquoi il est logique de chercher la sécurité

Chercher un partenaire stable financièrement est une décision pragmatique pour les femmes, surtout dans un monde où l'économie est de plus en plus incertaine. Avoir un partenaire qui peut contribuer aux besoins matériels de la famille réduit le stress et permet de planifier un avenir plus serein. Cela ne signifie pas que les femmes ne sont intéressées que par l'argent, mais plutôt qu'elles tiennent compte de la réalité économique lorsqu'elles choisissent un partenaire.

Cette approche pragmatique est une manière de protéger non seulement leur propre bien-être, mais aussi celui de leurs futurs enfants. Les femmes ne devraient pas être critiquées pour vouloir un partenaire capable de les soutenir financièrement, surtout lorsqu'elles savent que les responsabilités parentales et domestiques peuvent les contraindre à réduire leur activité professionnelle. Il est naturel de vouloir un avenir stable, et il est tout aussi légitime de choisir un partenaire qui partage cette vision.

7. Vers un changement de mentalité : normaliser le désir de sécurité financière dans les relations

Il est temps de normaliser le fait que les femmes recherchent des partenaires qui offrent la sécurité financière et de cesser de les juger pour cela. Tout comme il est socialement acceptable pour les hommes d'avoir des préférences physiques, il devrait être tout aussi acceptable pour les femmes d'avoir des attentes financières. Les relations sont un partenariat, et il est logique que chaque personne souhaite tirer le meilleur de ce partenariat, que ce soit en termes de sécurité matérielle, d'attirance physique, ou de compatibilité émotionnelle.

Changer les mentalités signifie également reconnaître que les femmes n'ont pas à se justifier de vouloir un partenaire capable de leur offrir un niveau de vie confortable. Elles ne devraient pas être accusées d'être "profiteuses" lorsqu'elles pensent à leur sécurité et à celle de leurs futurs enfants. En fin de compte, il s'agit de respecter les choix individuels et de comprendre que ces choix sont souvent basés sur des réalités économiques et sociales, et non sur un désir d'exploiter l'autre.

8. Conclusion : Les préférences des femmes sont légitimes et doivent être respectées

Le double standard qui entoure les préférences financières des femmes dans les relations est injuste et basé sur des stéréotypes rétrogrades. Les femmes ont le droit de chercher un partenaire qui peut leur offrir un avenir stable, et ce choix est aussi valide que celui d'un homme qui valorise l'apparence physique chez une partenaire. Il est temps de remettre en question ces tabous et de reconnaître que les attentes financières dans les relations ne sont pas synonymes de matérialisme, mais plutôt de prévoyance et de réalisme.

En normalisant le désir de sécurité financière, nous pouvons permettre aux femmes de faire des choix de manière plus libre et sans craindre d'être jugées pour cela. Les relations devraient être des partenariats équilibrés où les deux parties apportent quelque chose de précieux, qu'il s'agisse de sécurité émotionnelle, de stabilité matérielle ou d'attirance mutuelle. Tant que les attentes sont respectueuses et transparentes, elles devraient être acceptées et valorisées, quelles qu'elles soient.

Chapitre 14 : Deux Destins Contrastés : Pourquoi Certaines Femmes S'épuisent à Tout Faire Tandis Que D'autres Profitent d'un Partenaire Attentionné

Les différences de dynamique au sein des couples hétérosexuels sont frappantes : certaines femmes se retrouvent à jongler avec les exigences du travail, les responsabilités domestiques, et la maternité, souvent seules et surmenées, tandis que d'autres vivent une réalité bien différente avec des partenaires qui partagent les responsabilités et les soutiennent activement. Cette disparité peut être le résultat de divers facteurs, notamment les choix de partenaire, les attentes culturelles et sociales, et les dynamiques de pouvoir au sein des relations. Ce chapitre explore les raisons pour lesquelles certaines femmes se retrouvent à tout assumer tandis que d'autres bénéficient du soutien inébranlable d'un partenaire attentif.

1. Les attentes culturelles et le rôle des stéréotypes de genre

Les stéréotypes de genre jouent un rôle majeur dans la manière dont les responsabilités sont réparties au sein des couples. Pendant des décennies, les femmes ont été socialisées à croire qu'elles devaient être à la fois des travailleuses efficaces et des mères dévouées, tandis que les hommes étaient souvent encouragés à se concentrer principalement sur leur carrière. Cette division traditionnelle des rôles peut conduire à des situations où les femmes finissent par assumer la double charge du travail et des responsabilités domestiques, tandis que les hommes s'investissent moins dans les tâches ménagères et les soins aux enfants.

Ces attentes culturelles renforcent l'idée que le travail domestique et la parentalité sont "naturellement" des tâches féminines. Même si les femmes occupent des emplois à plein temps, elles peuvent encore ressentir une pression pour s'occuper de la maison et des enfants de manière prioritaire, tandis que leurs partenaires se sentent plus libres de se détendre et de s'amuser en dehors du foyer. Ce phénomène, connu sous le nom de "double journée", laisse les femmes épuisées et frustrées, car elles doivent constamment jongler avec de multiples responsabilités.

2. La charge mentale : un fardeau invisible mais épuisant

La charge mentale désigne le travail invisible lié à l'organisation de la vie familiale, comme penser à planifier les repas, se souvenir des rendez-vous médicaux, organiser les activités des enfants, etc. Les femmes assument souvent la plus grande part de cette charge, même lorsqu'elles travaillent autant que leurs partenaires. Ce fardeau invisible peut rapidement devenir accablant, car il exige une attention constante aux détails et un niveau élevé de gestion, tout en restant rarement reconnu ou valorisé.

Les hommes peuvent ne pas réaliser à quel point la charge mentale pèse sur leur partenaire, surtout s'ils sont habitués à ce que la femme prenne en charge ces responsabilités sans se plaindre. Dans de nombreux cas, les femmes acceptent cette situation par habitude, en pensant qu'elles doivent "tout faire" pour que la famille fonctionne bien. Cela les laisse épuisées, tout en permettant à leurs partenaires de bénéficier d'une plus grande liberté pour se détendre, socialiser, ou poursuivre leurs loisirs.

3. Les choix de partenaire : pourquoi certaines femmes finissent avec des hommes peu impliqués

Le choix de partenaire peut fortement influencer la manière dont les responsabilités sont réparties dans le couple. Les femmes qui finissent par tout assumer se retrouvent souvent dans des relations où les attentes en matière de répartition des tâches n'ont pas été clairement établies dès le début. Elles peuvent s'être engagées avec des partenaires qui n'ont pas été socialisés à prendre en charge les tâches domestiques ou à s'occuper activement de la parentalité, ou qui ne considèrent pas ces aspects comme leur responsabilité.

D'autres femmes, en revanche, choisissent des partenaires qui montrent dès le départ une volonté de partager les responsabilités et de s'investir dans la vie familiale. Ces partenaires attentionnés sont souvent issus de milieux où l'égalité des sexes est valorisée, ou ils ont été exposés à des exemples de couples où les tâches étaient équitablement réparties. Le choix du partenaire joue donc un rôle crucial dans la manière dont la charge de travail est partagée, ce qui explique pourquoi certaines femmes bénéficient d'un soutien plus important que d'autres.

4. La différence dans la tolérance et la négociation des limites

Il est courant que les femmes aient des seuils de tolérance plus élevés concernant les tâches domestiques ou les besoins des enfants. Elles peuvent préférer "faire les choses elles-mêmes" plutôt que de demander de l'aide, surtout si elles estiment que leur partenaire n'accomplira pas la tâche de manière satisfaisante. Cette attitude renforce une dynamique où l'homme se sent moins responsable des tâches ménagères, car il sait que sa partenaire finira par les assumer.

Par ailleurs, les femmes qui finissent par tout faire peuvent ne pas avoir fixé des limites claires dès le début de la relation. Si elles acceptent de prendre en charge la majorité des responsabilités sans remettre en question la répartition inéquitable, elles envoient le message que cette situation est acceptable. En revanche, les femmes qui savent dire non, qui imposent des attentes claires et qui négocient les termes de la répartition des tâches dès le départ sont plus susceptibles d'avoir des partenaires qui participent activement.

5. Les répercussions sur la santé physique et mentale des femmes qui assument tout

L'épuisement lié à la gestion du travail, des tâches domestiques, et de la parentalité peut avoir de graves conséquences sur la santé physique et mentale des femmes. Le stress chronique, le manque de sommeil, et l'absence de temps pour soi-même peuvent entraîner des problèmes de santé tels que la dépression, l'anxiété, et même des maladies cardiovasculaires. Les femmes qui se retrouvent à tout faire risquent également de développer un ressentiment envers leur partenaire, ce qui peut nuire à la qualité de la relation.

En revanche, les femmes qui bénéficient du soutien d'un partenaire attentionné ont généralement une meilleure qualité de vie. Elles peuvent se permettre de prendre du temps pour elles, de profiter de vacances, et d'éviter l'épuisement. Le fait d'avoir un partenaire qui partage les responsabilités permet de répartir le stress de manière plus équitable, ce qui contribue à un bien-être général plus élevé et à une meilleure satisfaction dans la vie de couple.

6. Pourquoi certains hommes s'impliquent activement tandis que d'autres ne le font pas

Les hommes qui s'impliquent activement dans la vie familiale et domestique sont souvent ceux qui comprennent l'importance de l'équité et qui valorisent les contributions de leur partenaire. Ils peuvent avoir été influencés par des modèles familiaux où les rôles étaient partagés de manière plus équitable, ou ils ont simplement développé une plus grande empathie pour les efforts fournis par leur partenaire. Ces hommes ne voient pas les tâches domestiques ou la parentalité comme une "corvée" réservée aux femmes, mais comme une responsabilité partagée qui renforce le lien familial.

D'autres hommes, cependant, peuvent ne pas se sentir aussi responsables des tâches ménagères ou des soins aux enfants. Ils peuvent considérer ces activités comme des "devoirs féminins" et privilégier leurs loisirs, comme sortir avec des amis ou s'adonner à des hobbies, surtout s'ils ont grandi dans des environnements où ces rôles traditionnels étaient la norme. Le manque de sensibilisation à l'impact de la charge mentale sur leur partenaire peut les amener à sous-estimer l'importance de leur participation active à la maison.

7. Les conséquences financières et matérielles des dynamiques inégalitaires dans les couples

Lorsque les femmes doivent jongler avec le travail, les tâches ménagères et la parentalité, leur carrière peut en souffrir. Elles peuvent être contraintes de réduire leurs heures de travail, de refuser des opportunités de carrière, ou de prendre des congés prolongés, ce qui peut entraîner une perte de revenu à long terme. Les sacrifices professionnels peuvent aussi affecter leur développement personnel et leur progression de carrière, les rendant plus vulnérables économiquement.

En revanche, les femmes dont les partenaires assument une part équitable des responsabilités domestiques et familiales sont mieux placées pour poursuivre leurs ambitions professionnelles. Le soutien de leur partenaire leur permet de trouver un équilibre entre vie professionnelle et vie familiale, sans devoir sacrifier l'un pour l'autre. Elles peuvent également profiter d'un niveau de vie plus confortable, où les vacances, les loisirs et les moments de détente sont possibles.

8. Comment les femmes peuvent changer la dynamique et éviter de tout assumer

Pour éviter de se retrouver dans une situation où elles doivent tout faire, il est important que les femmes adoptent des stratégies pour négocier la répartition des responsabilités dès le début de la relation. Voici quelques suggestions pour y parvenir :

- **Fixer des attentes claires et les communiquer ouvertement** : Dès le début, il est crucial de discuter de la répartition des tâches domestiques et des responsabilités parentales. Les deux partenaires doivent comprendre ce qui est attendu d'eux et s'engager à partager les responsabilités.
- **Refuser de tout faire et imposer des limites** : Les femmes ne doivent pas hésiter à dire non lorsque la répartition des tâches devient inégale. Il est important de fixer des limites et de ne pas accepter d'assumer toutes les responsabilités par habitude.
- **Encourager la participation active du partenaire** : Il est utile d'encourager les hommes à s'impliquer dans les tâches domestiques et à prendre des initiatives. Cela permet de réduire la charge mentale des femmes et d'instaurer un équilibre.
- **Valoriser et reconnaître les efforts du partenaire** : Lorsque les hommes participent activement aux tâches ménagères et aux soins des enfants, il est important de reconnaître leurs efforts. Cela renforce l'idée que la participation équitable est appréciée et valorisée.

En conclusion, les différences dans les dynamiques relationnelles entre les couples peuvent créer des situations où certaines femmes se retrouvent à tout faire tandis que d'autres bénéficient d'un soutien actif de leur partenaire. La clé réside dans la négociation des rôles, le choix du partenaire, et l'établissement d'attentes claires. Les femmes ne doivent pas se résigner à tout assumer, mais plutôt exiger un équilibre dans les responsabilités afin de mener une vie plus épanouie et satisfaisante.

Chapitre 15 : S'Aimer Plus : La Clé pour une Vie Épanouie et Des Relations Saines

Pour beaucoup de femmes, le chemin vers une vie épanouie passe par des efforts considérables pour plaire aux autres, souvent au détriment de leur propre bien-être. Elles s'efforcent d'être les meilleures compagnes, mères, et collègues, tout en négligeant parfois leurs propres besoins et désirs. Pourtant, pour atteindre une véritable plénitude, il est essentiel de comprendre que le bonheur commence par soi-même. Aimer qui vous êtes, vous accorder de l'importance, et reconnaître que vous méritez d'être aimée et bien traitée sont des éléments fondamentaux pour mener une vie satisfaisante et équilibrée. Ce chapitre explore pourquoi s'aimer soi-même est la clé de relations réussies et d'une vie épanouie.

1. S'aimer soi-même avant tout : pourquoi c'est essentiel

Le premier pas vers une vie épanouie est d'apprendre à s'aimer soi-même. Cela ne signifie pas être égoïste ou se mettre en avant au détriment des autres, mais plutôt reconnaître votre propre valeur et vous traiter avec le respect et la bienveillance que vous méritez. Trop souvent, les femmes sont conditionnées à croire que leur valeur dépend de ce qu'elles apportent aux autres : à leur partenaire, à leurs enfants, à leur entourage. Cette mentalité les amène à s'oublier, à négliger leurs propres besoins émotionnels et physiques pour satisfaire les attentes des autres.

S'aimer soi-même, c'est comprendre que vous méritez le même soin et la même attention que vous offrez aux autres. Il est impossible de donner de l'amour de manière saine et équilibrée si vous ne commencez pas par vous aimer vous-même. Quand vous vous aimez, vous envoyez un message clair à ceux qui vous entourent : vous méritez d'être traitée avec respect, gentillesse et considération. C'est en développant cet amour-propre que vous pourrez établir des relations fondées sur l'égalité et le respect mutuel.

2. Reconnaître que vous méritez d'être aimée et bien traitée

Une des erreurs courantes que beaucoup de femmes font est de croire qu'elles doivent "gagner" l'amour et le respect. Elles tolèrent des comportements médiocres dans l'espoir de prouver qu'elles sont dignes d'amour. Cependant, l'amour et le respect ne sont pas des choses que l'on doit mériter ou gagner ; ils doivent être donnés librement et inconditionnellement. Vous méritez d'être aimée pour ce que vous êtes, non pas pour ce que vous faites ou pour les sacrifices que vous faites pour les autres.

Reconnaître que vous méritez d'être bien traitée signifie fixer des limites claires dans vos relations, refuser de tolérer un mauvais traitement et ne jamais vous contenter de moins que ce que vous savez être juste pour vous. Cela ne signifie pas que vous devez être dure ou insensible, mais simplement que vous n'acceptez pas d'être maltraitée ou négligée. Vous méritez d'être avec des personnes qui vous respectent, vous valorisent et vous apportent du soutien émotionnel. Ce n'est pas un luxe ou une demande excessive, c'est un droit fondamental.

3. Se concentrer sur soi-même : une démarche vers l'épanouissement personnel

Une des clés pour s'aimer davantage est d'apprendre à se concentrer sur soi-même. Cela ne signifie pas que vous devez ignorer les besoins des autres, mais que vous devez aussi reconnaître que vos propres besoins sont tout aussi importants. Prenez le temps de vous demander ce que vous voulez vraiment dans la vie, quelles sont vos passions, vos rêves, et vos aspirations. Trop souvent, les femmes passent leur vie à répondre aux attentes des autres sans jamais se poser la question de ce qui les rend réellement heureuses.

En vous concentrant sur vous-même, vous vous donnez l'opportunité de vous épanouir personnellement. Prenez du temps pour vous-même, que ce soit pour poursuivre un hobby, faire du sport, méditer, voyager, ou simplement vous détendre. Vous ne devez pas vous sentir coupable de prendre du temps pour vous. Cela fait partie intégrante de l'équilibre que vous devez atteindre pour être pleinement satisfaite dans la vie. Plus vous vous investissez en vous, plus vous développerez votre confiance en vous, ce qui aura un impact positif sur toutes vos relations.

4. Fixer des limites claires dans vos relations

L'amour de soi implique également de savoir fixer des limites claires dans vos relations. Trop souvent, les femmes ont tendance à donner, à pardonner, et à tolérer des comportements qui ne respectent pas leurs besoins émotionnels et physiques. Fixer des limites ne signifie pas repousser les autres, mais plutôt protéger votre espace personnel et votre bien-être. Il est essentiel de savoir dire non lorsque quelque chose ne vous convient pas et de ne pas accepter des situations qui vous font du mal.

Les relations saines reposent sur un équilibre entre donner et recevoir. Si vous vous trouvez constamment en train de donner sans jamais recevoir en retour, il est peut-être temps de réévaluer la relation. Vous méritez d'être dans des relations où vos besoins sont pris en compte, où vous êtes valorisée et respectée. Fixer des limites claires vous permettra de maintenir cet équilibre et de préserver votre bien-être.

5. Ne jamais se contenter de moins : vous méritez le meilleur

Beaucoup de femmes tombent dans le piège de se contenter de moins parce qu'elles croient qu'elles ne peuvent pas avoir mieux. Elles restent dans des relations qui ne les épanouissent pas, dans des situations qui les frustrent, parce qu'elles ont peur de perdre ce qu'elles ont ou de ne pas trouver quelqu'un de meilleur. Cependant, se contenter de moins que ce que vous méritez est une forme de trahison envers vous-même.

Il est important de comprendre que vous méritez le meilleur dans la vie : que ce soit dans vos relations amoureuses, vos amitiés, ou votre carrière. Ne vous contentez jamais d'un traitement médiocre ou d'une relation qui ne vous apporte pas de bonheur. Si quelqu'un ne vous traite pas avec respect, ou ne vous valorise pas, sachez que vous avez le droit de partir et de rechercher mieux. Vous méritez un partenaire qui vous soutient, qui vous aime inconditionnellement et qui vous traite avec le respect et la considération que vous méritez.

6. L'épanouissement personnel passe par l'amour de soi

Une vie épanouie ne se construit pas uniquement à travers les relations que vous entretenez avec les autres, mais aussi à travers la relation que vous entretenez avec vous-même. Plus vous vous aimez, plus vous vous respectez, plus vous comprendrez que vous méritez d'être heureuse. Cet amour de soi se traduit par des choix qui visent à vous protéger, à vous nourrir et à vous épanouir.

L'amour de soi est la fondation sur laquelle repose tout le reste. En vous aimant vous-même, vous attirerez des relations saines et équilibrées. Vous éviterez de tomber dans des dynamiques où vous êtes sous-estimée ou maltraitée. Vous prendrez des décisions plus éclairées, en vous basant sur ce qui est bon pour vous, et non sur ce que vous pensez que les autres attendent de vous. Vous deviendrez plus confiante, plus forte, et plus résiliente face aux défis de la vie.

7. S'aimer pour mieux aimer les autres

S'aimer soi-même ne signifie pas que vous devez être égoïste ou vous isoler des autres. Au contraire, l'amour de soi vous permet d'aimer les autres de manière plus authentique et plus profonde. Quand vous vous aimez, vous n'avez pas besoin de chercher validation ou approbation à l'extérieur. Vous êtes capable de donner de l'amour sans attente, sans ressentiment, car vous êtes déjà comblée par l'amour que vous vous portez à vous-même.

Cet amour de soi vous permet également d'établir des relations plus authentiques. Vous ne ressentirez plus le besoin de jouer des rôles ou de plaire à tout prix. Vous serez capable d'être vous-même, pleinement et sans compromis, car vous saurez que vous êtes suffisamment aimée, même sans faire d'efforts supplémentaires pour être acceptée.

8. Conclusion : Le pouvoir de s'aimer soi-même

S'aimer soi-même est la clé d'une vie épanouie et de relations saines. Lorsque vous vous aimez, vous fixez des standards plus élevés pour vous-même et pour les autres. Vous attirez des relations qui vous respectent et qui vous valorisent. Vous vivez une vie plus authentique, plus équilibrée, et plus joyeuse, car vous ne cherchez plus à combler un vide intérieur par des sources externes.

Apprenez à vous aimer, à vous traiter avec la gentillesse et la compassion que vous méritez. Fixez des limites, refusez de vous contenter de moins, et sachez que vous méritez le meilleur. Lorsque vous réaliserez cela, vous découvrirez que la clé du bonheur et de l'épanouissement se trouve en vous. Vous n'avez pas besoin de chercher ailleurs ce que vous pouvez trouver en vous-même. Vous êtes digne d'amour, de respect, et de bonheur – et cela commence par l'amour que vous vous portez à vous-même.

www.ingramcontent.com/pod-product-compliance
Lightning Source LLC
Chambersburg PA
CBHW051652250726

48653CB00007B/2617